ÉTUDE

SUR

LES TUMEURS CONJONCTIVES

DES MUSCLES STRIÉS

ET EN PARTICULIER SUR LE FIBROME DISSOCIANT

à évolution maligne

ÉTUDE

TUMEURS CONJONCTIVES

DES MUSCLES STRIÉS

et en particulier sur le Fibrome dissociant à Évolution maligne

PAR

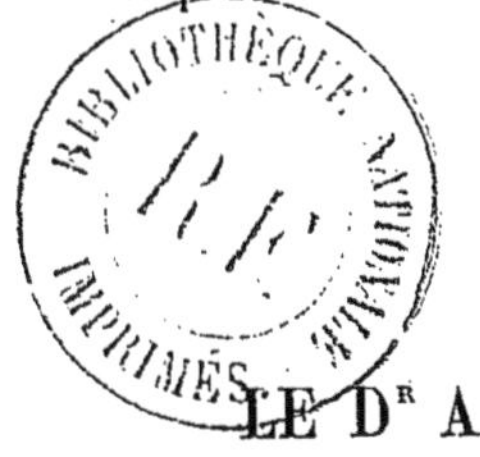

LE DR A. NOVÉ-JOSSERAND

Ancien Externe des Hôpitaux de Lyon.

LYON

A. REY, IMPRIMEUR DE LA FACULTÉ DE MÉDECINE

4, RUE GENTIL, 4

1895

INTRODUCTION

Délimitation du sujet.

Indépendamment des *tumeurs congénitales* à tissus complexes, tout à fait exceptionnelles dans les muscles striés, et dont l'histoire pathologique est très obscure, le tissu musculaire strié peut être le siège d'un grand nombre de néoplasies très différentes.

On admet aujourd'hui que les *tumeurs épithéliales* de muscles sont toujours secondaires ; parmi les tumeurs primitives, un certain nombre sont des raretés pathologiques : telles sont les *néoplasies des tissus osseux*[1] *et cartilagineux*, les *angiomes*, etc. Ces réserves faites, il reste le groupe des *tumeurs du tissu conjonctif*, souvent

---

[1] Les « myosites ossifiantes », telles que l'ostéome des adducteurs de la cuisse chez les cavaliers, ne sont pas de véritables néoplasmes.

secondaires et envahissant le muscle par propagation, (sarcome des os, des ganglions lymphatiques, de la peau, etc.), mais souvent aussi primitives : c'est de ces dernières seules que nous nous occuperons dans ce travail.

Les néoplasmes conjonctifs développés *primitivement* dans les muscles striés sont désignés, dans la terminologie actuelle, sous les noms de : myxome, lipome, sarcome et fibrome. Quand diverses formes de tissu conjonctif se rencontrent dans une même tumeur, on l'appelle, suivant les cas, myxo-sarcome, fibro-sarcome, myxo-lipo-sarcome, etc.

Le tissu musculaire envahi par ces tumeurs se constitue sur un type spécial déjà étudié par plusieurs auteurs et dont nous nous occuperons aussi.

Après avoir fait l'historique des tumeurs conjonctives primitives des muscles striés, nous étudierons en détail celles de ces tumeurs qui répondent au type du tissu conjonctif modelé adulte et particulièrement une nouvelle variété de fibrome ; enfin nous terminerons ce travail par l'exposé de nos connaissances actuelles sur les lésions de la fibre musculaire située dans ces tumeurs.

Arrivé au terme de nos études médicales, c'est pour nous un devoir agréable d'exprimer à nos maîtres notre profonde gratitude pour les enseignements et les conseils qu'ils nous ont donnés.

Ce travail a été fait dans le laboratoire de M. le professeur Renaut : nous le remercions vivement de son accueil et de l'honneur qu'il nous a fait en acceptant la présidence de notre thèse.

Nous remercions aussi M. le professeur Pollosson qui a mis à notre disposition l'observation que nous rapportons. Nous sommes également très reconnaissant à M. le professeur agrégé Jaboulay des renseignements précieux qu'il nous a communiqués.

Que tous nos maîtres dans les hôpitaux et à la Faculté : MM. Chappet et Lannois, médecins des hôpitaux MM. Vincent, Gangolphe, chirurgiens des hôpitaux, M. le professeur Teissier, veuillent bien recevoir le témoignage de notre attachement et de notre reconnaissance.

En se chargeant de l'examen histologique de nos pièces anatomiques et de la minutieuse étude de la fibre musculaire au voisinage de notre tumeur, notre excellent ami Cl. Regaud, chef du laboratoire d'anatomie générale à la Faculté, nous a donné de nouvelles preuves de l'amitié qu'il nous a toujours montrée depuis le début de nos études. Nous l'en remercions ici bien sincèrement.

ÉTUDE

SUR

LES TUMEURS CONJONCTIVES

DES MUSCLES STRIÉES

ET EN PARTICULIER SUR LE FIBROME DISSOCIANT

à évolution maligne.

CHAPITRE PREMIER

Historique des tumeurs conjonctives
des muscles striés

L'existence des tumeurs des muscles est connue depuis fort longtemps et il n'est pas besoin de chercher beaucoup dans la littérature médicale ancienne pour trouver des observations se rapportant au sujet qui nous occupe.

Mais leur étude ne remonte guère au delà du milieu de ce siècle. Avant l'ère histologique les auteurs donnaient au terme tumeur le sens de grosseur, de déformation limitée à une région. Ils y faisaient rentrer les épanchements sanguins, les abcès, les hernies musculaires, etc., et distinguaient deux formes principales de cancers : une forme dure ou squirrhe, et une forme molle ou cancer encéphaloïde. Puis, avec les progrès de l'anatomie pathologique le sens du mot tumeur se restreignit de plus en

plus ; avec Cornil et Ranvier [1] et Heurteaux [2] on désigne
actuellement par ce terme « une masse constituée par du
tissu de nouvelle formation (néoplasme) ayant de la ten-
dance à persister et à s'accroître et étranger à tout travail
inflammatoire proprement dit ».

C'est là évidemment le seul sens que donnerons au mot
tumeur.

Jusqu'au milieu de ce siècle, avons-nous dit, les tumeurs
des muscles forment un sujet mal étudié de la pathologie :
seul Varren [3] en 1839 consacre un court chapitre à la
question.

L'histoire des tumeurs des muscles commence réellement avec Lebert [4], qui en 1848 sépare nettement le cancer
des fibromes et sarcomes qu'il réunit sous le nom de
« tumeurs fibro-plastiques ».

Robin [5] différencie à son tour des tumeurs fibro-plastiques de Lebert certaines tumeurs qu'il appelle « tumeurs
embryoplastiques et tumeurs à myéloplaxes », correspondant au sarcome encéphaloïde et au sarcome myéloïde de
auteurs classiques.

Lebert pense qu'il est rare de trouver de véritables
productions fibreuses dans l'intérieur des muscles : il ne
peut en citer qu'un exemple personnel ; il s'agissait d'un
fibrome developpé dans l'épaisseur du trapèze [6].

[1] Cornil et Ranvier, *Manuel d'Histologie path.*, 1881.

[2] Heurteaux, *Dict. de méd. et chirurgie prat.*, art. TUMEUR.

[3] Varren, *On tumours*, 1839. *Tumeurs des muscles*, p. 647.

[4] Lebert, Mém. publié dans *Bull. de la Soc. de Chirurgie*,
1852.

[5] Robin, *Comptes rendus de la Soc. de Biol.*, 1849.

[6] Lebert, *Traité d'An. gén. et sp.*, 1861. *Physiol. path.*, Paris,
1845.

Vigne[1] en 1862 rapporte cinq observations de tumeurs embryoplastiques primitivement intra-musculaires et localisées à un seul muscle.

Teevan[2] en 1863 réunit 62 cas de tumeurs qu'il prétendit developpées primitivement dans les muscles. Ce travail est analysé par Desprès, dans sa thèse d'agrégation, et nous verrons ce qu'en pense cet auteur.

Volkmann[3] en 1865 donne un résumé assez complet de la question. Pour lui les tumeurs, des muscles au sens limité du mot, sont extrêmement rares. Reprenant le travail de Teevan, il fait remarquer que, dans la nomenclature de l'auteur anglais, le groupe des sarcomes fait défaut : « D'après mes recherches personnelles, dit-il, les cas les plus nombreux sont cependant des sarcomes, et je crois pouvoir conclure que les cas indiqués par Teevan comme carcinomes, appartiennent tous aux formes molles de sarcomes, tandis que les carcinomes primitifs ne se trouvent pas dans les muscles. » Contrairement à l'opinion de Tatum[4], il considère le fibrome comme une très grande rareté, il ne peut en citer qu'une observation personnelle qu'il rapporte d'ailleurs assez longuement. Malheureusement l'examen microscopique n'est guère complet.

---

[1] Vignes, *Des tumeurs dites cancéreuses primitives des muscles de la vie de relation*, th. de doct., Paris, 1862.

[2] Teevan, On tumours on voluntary muscles, in *Brit. and for. med.-chir. review*, 1863, vol. XXXII, p. 504.

[3] Volkmann, in *Handbuch von Pithra und Billroth*, Abth. II, p. 899.

[4] Tatum, Holmes Cootes, *A syst. of surgery*, art. MALADIES DES MUSCLES.

Enfin Desprès[1] en 1866 fait des tumeurs des muscles le sujet de sa thèse d'agrégation. Mais il donne au terme tumeur un sens beaucoup trop étendu. Son travail est une étude très complète et très consciencieuse de tous les faits parus avant lui, qu'il analyse minutieusement en se reportant aux sources des observations. Les faits qui nous intéressent sont contenus dans son chapitre consacré aux « tumeurs des muscles causées par un vice de nutrition ». Il étudie en deux pages les tumeurs fibreuses des muscles sans apporter de fait nouveau.

Il pense que les « fibrous tumour » de Teevan sont des cancers fibro-plastiques ou des tumeurs hématiques et non des fibromes. Cette opinion a été d'ailleurs émise dans tous les classiques et dans toutes les monographies qui ont trait aux tumeurs des muscles.

Après avoir analysé les cas de Teevan de Parmentier[2], de Vidal[3], de Broca[4], dans son chapitre consacré aux cancers, il croit que l'existence du cancer primitif des muscles n'est nullement démontrée.

Dans les traités de Broca[5], de Cruveilher[6], de Virchow[7], nous n'avons rien relevé d'important concernant les tumeurs primitives conjonctives des muscles.

Cornil et Ranvier[8] « ne connaissent pas d'exemple de

[1] Desprès, th. d'agrégation, Paris, 1866.
[2] Parmentier, Sur les tumeurs dites cancéreuses des muscles, in *Union méd.*, 1861.
[3] Vidal, *Bull. de la Soc. anat.*, 1858.
[4] Broca, *Bull. de la Soc. anat.*, 1850.
[5] Broca, *Traité des tumeurs.*
[6] Cruveilher, *Anat. path.*
[7] Virchow, *Path. des tumeurs.*
[8] Cornil et Ranvier, *Manuel d'Hist. path.*, t. I, 1881.

— 13 —

sarcome primitif des muscles, mais les tumeurs de cette
nature, développées par continuité y sont très fréquentes ».
Au sujet des fibromes des muscles ils s'expriment ainsi :
« Les fibromes des muscles sont le résultat d'une irritation mécanique; ce sont des tumeurs qui une fois développées ne s'accroissent pas et ne déterminent pas de
trouble considérable dans la fonction musculaire, à moins
qu'on ne considère comme fibromes primitifs les cas d'atrophie musculaire avec productions fibreuses entre les faisceaux musculaires. »

Hénocque [1] dans le *Dictionnaire encyclopédique* émet
des doutes sur l'existence des tumeurs fibreuses des muscles, et pense que la plupart des observations concernant
les tumeurs des muscles n'ont pas été accompagnées d'un
examen histologique suffisant.

Dans le nouveau *Dictionnaire de médecine et de chirurgie pratique*, Le Dentu [2] étudie à la suite les diverses
espèces de tumeurs qu'on peut rencontrer dans les muscles. Les sarcomes y sont rapidement signalés, il n'est
pas question des fibromes.

Lancereaux [3] appelle fibromes « toutes les néoplasies
du tissu conjonctif fibrillaire ». Aussi il ajoute : « Elles
sont relativement fréquentes dans le système musculaire,
se montrent presque toujours à l'état embryonnaire, rarement à l'état adulte. » Ces derniers se développent de pré-
férence à l'union du muscle et du tendon, ou dans l'épaisseur de ce dernier. « Le tissu conjonctif interfibrillaire

---

[1] *Dict. encycloped. des Sc. méd.*, 1876, art. MUSCULAIRE.
[2] *Nouv. dict. de méd. et de chir. pratiques*, art. MUSCLES.
[3] Lancereaux, *Trait. d'anat. path.*, 1889, t. III, p. 294.

ou périmysium est le point de départ du fibrome adulte des muscles. »

Pour Ziegler[1], les tumeurs primitives des muscles sont rares ; le tissu conjonctif intermusculaire et les fascias sont en tout cas beaucoup plus fréquemment le terrain sur lequel se développent les tumeurs profondes des extrémités et du tronc. Il énumère ensuite les diverses espèces de tumeurs qu'on rencontre dans les muscles : les fibromes, les lipomes, les myxomes sont rares ; les rhabdomyomes ont été observés dans un très petit nombre de cas. Les tumeurs les plus fréquentes sont : le sarcome, le fibro-sarcome, le myxo-sarcome et le myxo-lipo-sarcome.

Lejars[2], revenant sur la rareté des tumeurs primitives des muscles, pense que « le milieu musculaire ne prête pas à la localisation primitive du néoplasme ».

Au sujet des fibromes des muscles striés, nous lisons : « Leur existence est fort problématique ; les faits groupés sous ce titre se rapportent pour la plupart à des sarcomes ou à des scléroses consécutives à une myosite chronique. »

Par contre, d'après cet auteur, les différentes variétés de sarcomes paraissent plus fréquentes qu'on ne l'admet généralement.

Coyne[3], dans son *Manuel d'anatomie pathologique*, s'exprime ainsi : « Les formations néoplasiques primitives trouvées dans les muscles sont peu nombreuses. On cite, en premier lieu, des angiomes caverneux, puis des lipomes qui sont plus fréquents, souvent symétriques et encap-

---

[1] Ziegler, *Lehrb. der spec. Path. Anat.*, fünfte Aufl., 1887, § 259.

[2] Lejars, *Trait. de chir.* (Duplay et Reclus), t. I, p. 802.

[3] Coyne, *Trait. élém. d'anat. path.*, 1894, p. 394.

sulés. On a signalé également des myxomes, des enchon-
dromes, des fibromes et des myxomes. Les tumeurs malignes, comme le sarcome, sont moins rarement observées
que le carcinome et l'épithéliome, qui sont considérés
comme douteux. »

A côté de ces auteurs, qui se sont surtout occupés des
tumeurs des muscles en général, il existe un certain
nombre d'observations et de monographies publiées ces
dernières années, qui ont apporté, avec des faits person-
nels, des détails anatomo-pathologiques plus précis.

Lemaréchal[1], en 1880, fait une étude histologique et
clinique des sarcomes d'origine primitive intra-musculaire. Il rapporte les trois cas de Gross[2], de Nancy, et
cite quatre observations inédites : lympho-sarcome de la
cuisse, fibro-sarcome de la jambe, sarcome fasciculé du
tenseur du fascia lata, myxo-sarcome des muscles du
mollet. Il donne assez complètement, avec planches à
l'appui, tous les détails qui ont trait à l'anatomie pathologique des sarcomes et à leur mode de développement
dans le tissu musculaire.

Combet[3], en 1881, fournit un travail clinique des sarcomes des muscles. Il donne une observation personnelle
et réunit en tout seize cas, y compris ceux de Lemaréchal.

Tédenat[4] ajoute, en 1892, aux faits déjà connus, cinq

[1] Lemaréchal, thèse de doct., Paris, 1880.

[2] Gross, Observ. présentées par Nicaise à la Soc. de chir.,
7 janvier 1880.

[3] Combet, *Sarcome primitif des muscles à propos d'un cas
observé dans le service de M. le professeur Richet*, thèse de
Paris. 1881.

[4] Tédenat, *Montpellier médical*, 1892.

cas de sarcomes primitifs des muscles : grand fessier, grand dorsal, grand pectoral, sterno-mastoïdien, grand adducteur de la cuisse.

Dans une thèse récente, Guitton[1] réunit trente cas de sarcomes primitifs des muscles. Il donne une observation personnelle de tumeur intra-musculaire deltoïdienne primitivement diagnostiquée fibrome et que l'examen histologique a démontré être un sarcome.

A ce propos, il étudie minutieusement les lésions de la fibre musculaire. Il ne lui semble pas qu'on ait trouvé de fibrome dans les muscles.

Chambre[2], en 1895, reprend, outre les cas anciens, toutes les observations de sarcomes primitifs des muscles parus à la Société anatomique, ces dernières années, et ajoute un cas personnel : cysto-sarcome du bras droit développé dans l'intérieur du triceps. Sa thèse est une étude clinique à peu près complète des sarcomes intra-musculaires.

Lejars[3], à propos des sarcomes des parties molles, consacre quelques pages dans ses cliniques aux sarcomes musculaire, il insiste surtout sur les difficultés du diagnostic de ces tumeurs.

Nous avons volontairement omis de parler, dans cet exposé de faits concernant les tumeurs des muscles, des fibromes de la paroi abdominale. Leur étude a d'ailleurs été faite très complètement en 1888 par L. Labbé et Ch.

---

[1] Guitton, *Contrib. à l'état du sarc. prim. des muscles, de la vie de relation*, th. de Paris, 1894.

[2] Chambe, *Contrib. à l'ét. du sarc. primitif des muscles*, th. de Paris, 1894.

[3] Lejars, *Leçons de chirur.*, 1895.

Remy[1] ; en outre, il n'est pas nettement prouvé que leur siège soit toujours intra-musculaire. Ces auteurs, en effet, après avoir montré que la peau, le tissu cellulo-adipeux, la couche celluleuse prépéritonéale ne peuvent être le point de départ anatomique de ces fibromes, s'expriment ainsi : « Il ne nous reste donc qu'à choisir entre les aponévroses et les muscles qui composent la partie anatomique où on les rencontre constamment. Il est difficile de se prononcer. »

Les lipomes intra-musculaires ont été étudiés ces dernières années par Ribet[2] et par Malençon[3]. Ce sont des tumeurs plus fréquentes dans certains muscles des fonctions de nutrition (langue, cœur) que dans les muscles de la vie de relation.

En 1888 M. le professeur Pollosson[4], à propos d'un lipome nettement intra-musculaire siégeant à la partie inférieure et interne de l'avant-bras, ne relevait que deux cas semblables à ceux de Volkmann et de Farabœuf. Malençon, dans sa thèse, n'a pu recueillir que dix observations, concernant les lipomes primitifs des muscles de la vie à relation.

Quant aux myxomes, ils ne paraissent guère exister dans les muscles à l'état de myxomes purs : il s'agit presque toujours de myxo-sarcomes, et les observations de ce genre sont nombreuses dans les travaux que nous avons

---

[1] Labbé et Rémy, *Trait. des fibromes de la paroi abdominale*, 1888.

[2] Ribet, *Les lypomes intra-musculaires*, th. de Paris, 1886.

[3] Malençon, *Contrib. à l'ét. des lipomes intra-musculaires des muscles de la vie de relation*, th. de Paris, 1895.

[4] M. Pollosson, *S. des sc. méd.*, 11 janvier 1888, in *Prov. méd.*

énumérés (Volkmann, Lemaréchal, Guitton, Chambe). Rafin[1] dans une thèse inspirée par M. le professeur Pollosson rapporte onze cas de myxo-sarcomes des membres observés à Lyon; mais les tumeurs étudiées par Rafin avaient toutes leur point de départ dans le tissu cellulaire et envahissaient secondairement les aponévroses et les muscles. Ce ne sont donc pas des tumeurs primitives des muscles.

Lejars[2] signale seulement deux cas : myxome des adducteurs de la cuisse enlevé par Kœnig, et myxome du moyen adducteur dont la pièce est au musée Dupuytren.

Nous avons distrait de ce chapitre les travaux qui n'ont trait qu'aux lésions de la fibre musculaire au voisinage des tumeurs, nous réservant d'exposer un peu plus longuement que nous n'aurions pu le faire ici l'opinion des auteurs qui se sont occupés de cette question.

[1] Rafin, *Myxo-sarcomes des muscles*, th. de Lyon, 1885.
[2] Lejars, *Trait. de chir.*, t. I, p. 801.

CHAPITRE II

Considérations anatomo-pathologiques générales sur les tumeurs conjonctives des muscles striés.

Malgré tous ces travaux, tant sur ces tumeurs en général, que sur leur aspect histologique, l'opinion est loin d'être faite sur la véritable signification qu'il faut donner aux termes jusqu'ici employés, et nous pensons avoir suffisamment montré que les notions que l'on possède sur les tumeurs conjonctives des muscles paraissent contradictoires.

Nous croyons pouvoir donner de ces divergences de vue deux raisons principales :

1º Il existe un assez grand nombre d'observations semblant se rapporter à notre sujet, mais souvent l'insuffisance d'examen histologique entraîne des erreurs d'interprétation et l'impossibilité de classer ces tumeurs. C'est ce qu'a bien montré Desprès dans sa thèse d'agrégation.

2° La seconde raison, c'est le désaccord qui règne sur la définition anatomique exacte des sarcomes et des fibromes. La plupart des auteurs, se contentant de classer ces tumeurs suivant leur évolution, ont appelé sarcomes les néoplasmes à évolution rapide, et fibromes ou fibro-sarcomes, ceux qui avaient une marche plus lente.

Nous avons pu nous convaincre que le fibrome intra-musculaire était regardé comme tout à fait exceptionnel par les auteurs dont nous avons lu les travaux. L'observation que nous rapportons nous force à croire cependant que le fibrome intra-musculaire, correspondant à la définition que nous en donnerons, existe au même titre que le sarcome, le lipome, etc. Mais avant d'entrer dans cette question, nous croyons utile de reprendre en quelques mots l'étude histogénétique du tissu conjonctif, qui est le point d'origine de ces tumeurs.

Depuis longtemps les anatomistes et en particulier M. Ranvier et M. le professeur Renaut [1] décrivent deux formes principales de tissu conjonctif : tissu conjonctif lâche, tissu conjonctif modelé.

Le tissu conjonctif lâche passe par les périodes histo-génétiques suivantes :

1° Stade embryonnaire ;

2° Stade myxo-formatif ou muqueux ;

3° Stade télo-formatif ;

4° Stade adipeux.

Quels sont les caractères histologiques de ces différentes périodes ?

1° Tout à fait au début de son évolution, le tissu con-

---

[1] J. Renaut, *Trait. d'histologie*, t. Ier, 1er fasc.

jonctif lâche se montre constitué par une agglomération de cellules embryonnaires, toutes au contact les unes des autres. Ces cellules ont perdu leurs mouvements amiboïdes, mais sauf cette particularité, elles ne se distinguent en rien des leucocytes de la lymphe et du sang ;

2° La première différenciation importante qui se produit consiste dans l'apparition d'une substance fondamentale homogène, qui écarte les cellules les unes des autres ; puis ces cellules perdant leur forme arrondie émettent des prolongements multiples et s'anastomosent les unes avec les autres en formant un réseau ;

3° Au sein de la substance fondamentale homogène apparaissent alors des fibrilles excessivement ténues intriquées dans tous les sens ; puis ces fibrilles isolées d'abord se réunissent en faisceaux onduleux sans commencement ni fin. Les cellules fixes étendent leurs prolongements, mais ne s'ordonnent jamais par rapport aux faisceaux conjonctifs. Le tissu élastique apparaît en dernier lieu sous forme de grains et de fibres caractérisant l'état adulte du tissu conjonctif lâche ;

4° Dans certains cas enfin, la cellule fixe du tissu conjonctif se charge de graisse, revient à la forme ronde et s'entoure d'une capsule, constituant ainsi le tissu adipeux, terme ultime de l'évolution possible du tissu.

Passons au tissu conjonctif modelé. Ce dernier se distingue du tissu conjonctif lâche, en ce que les faisceaux conjonctifs, au lieu d'être entre-croisés dans tous les sens, sans aucune ordonnance régulière les uns par rapport aux autres, deviennent parallèles dans un plan donné.

Au début de sa formation histogénétique, le tissu conjonctif modelé est constitué, comme le tissu conjonctif lâche, par des cellules embryonnaires ; c'est au sein de ces cellules embryonnaires ; que la trame conjonctive se différencie. Ce tissu-là ne paraît donc pas passer par le stade muqueux et enfin il ne subit jamais l'évolution adipeuse.

L'exposé succinct que nous venons de faire du développement histogénétique du tissu conjonctif éclaircit singulièrement la compréhension des tumeurs de ce tissu. Comme l'ont établi depuis longtemps les recherches de Lancereaux et les travaux plus récents de M. Bard, chacun des états, par où passe un tissu donné, depuis son origine embryonnaire jusqu'à sa forme adulte, peut être représenté par une tumeur spéciale.

Les tumeurs des muscles qui nous occupent peuvent donc être classées en deux grandes catégories : les tumeurs du tissu conjonctif lâche et les tumeurs du tissu conjonctif modelé. Mais, empressons-nous d'ajouter que cette dichotomie n'a rien d'absolu et même qu'un grand nombre de tumeurs des muscles présentent à la fois des points où le tissu de la tumeur répond au tissu conjonctif lâche et des points où il répond au tissu conjonctif modelé.

A. — Dans le groupe des tumeurs du tissu conjonctif lâche rentrent :

1º Des sarcomes, correspondant au stade embryonnaire ;

2º Des myxomes, correspondant au stade muqueux ;

3º Des lipomes, correspondant au stade ultime.

Les deux ou même les trois termes de l'évolution de ce tissu peuvent être mélangés dans une même tumeur.

Le tissu conjonctif lâche adulte ne constitue pas de tumeur spéciale, mais on trouve fréquemment dans les tumeurs des autres variétés des fibres et des faisceaux conjonctifs, qui suffisent à le représenter dans la série.

B. — Dans le groupe des tumeurs du tissu conjonctif modelé, on a :

1° Des sarcomes, représentant la forme embryonnaire du tissu conjonctif modelé ;

2° Des fibromes, représentant l'état adulte de ce même tissu.

Nous voyons donc que le sarcome ou tumeur formée de cellules embryonnaires, correspond à la fois à des tumeurs du type conjonctif lâche et à des tumeurs du tissu conjonctif modelé.

Comme le dit fort judicieusement M. Bard [1], le sarcome est une expression qui peut être juste au point de vue clinique, mais qui, si on se place au point de vue de l'anatomie pathologique pure répond évidemment à des tumeurs de tissu différent.

M. Bard pense même qu'on range habituellement parmi les sarcomes des tumeurs embryonnaires développées dans des glandes et qui semblent correspondre à des formes embryonnaires de tumeurs d'origine épithéliale. Enfin, pour ce même auteur, il existerait des tumeurs embryonnaires du tissu musculaire qu'on range ordinairement parmi les sarcomes.

Donc, pour la clarté de la terminologie anatomique, on ne devrait plus employer le mot sarcome. Cette tentative a déjà été faite d'ailleurs en Allemagne, comme le montre Virchow [2] dans son *Traité des tumeurs*, mais elle

[1] Bard, *Précis d'anat. path.*, 1890.
[2] Virchow, *Path. des tumeurs*, vol. II. (Domaine du sarcome)

n'a pas prévalu et Virchow pense qu'il faut conserver ce terme en limitant son sens.

Pour Cornil et Ranvier [1] « les sarcomes sont des tumeurs constituées par du tissu conjonctif embryonnaire pur ou subissant une des premières modifications qu'il présente pour devenir tissu adulte ». C'est la définition généralement adoptée.

Quelques-uns cependant, depuis que la théorie épithéliale du carcinome l'emporte sur la théorie conjonctive, réservent la dénomination de sarcome aux tumeurs embryonnaires du groupe conjonctif.

Quoi qu'il en soit, au seul point de vue qui nous intéresse dans ce travail, les auteurs, dont les observations de tumeurs conjonctives des muscles servent de matériaux aux descriptions classiques, entendent par sarcome toute tumeur maligne qui n'est pas un carcinome, et, comme le carcinome ne se montre pas dans les muscles à l'état de tumeur primitive, il s'ensuit que *toutes les tumeurs malignes des muscles sont classées sous la terminologie de sarcome ou de ses dérivés.*

Ces tumeurs malignes musculaires se présentent cependant sous des aspects cliniques et microscopiques très divers : les unes ayant en général une marche rapide sont de consistance molle ; on les appelle sarcomes encéphaloïdes ou globo-cellulaires ; elles se montrent composées de petites cellules rondes. D'autres sont plus dures, évoluent moins vite ; les cellules qui les constituent et les noyaux de ces cellules paraissent plus ou moins allongés

---

[1] Cornil et Ranvier, *loc. cit.*

entre ces cellules se trouvent des faisceaux conjonctifs : on les appelle sarcomes fasciculés.

Quant aux fibromes, leur définition nous est donnée, disent Cornil et Ranvier[1], par celle du tissu fibreux formé, comme on le sait, par des faisceaux de tissu conjonctif séparés par des cellules connectives aplaties, ramifiées et anastomosées les unes avec les autres. Ils en distinguent deux espèces ; le fibrome lamelleux et le fibrome fasciculé. Et plus loin au sujet des fibromes fasciculés, ils ajoutent : « Leur développement est mal connu parce que, en général, on les enlève à un moment où ils ont effectué toute leur croissance et où ils sont stationnaires. Nous ne l'avons pas observé nous-même, mais Foerster signale dans les fibromes en voie d'accroissement des îlots du tissu embryonnaire ».

La définition de Cornil et Ranvier répond à la manière de voir adoptée par la plupart des auteurs.

Lancereaux[2], au contraire, désigne sous le nom de fibromes toutes les néoplasies du tissu conjonctif fibrillaire : « Nous appelons fibromes embryonnaires toutes les formes incomplètes de ce tissu qui sont généralement décrites sous le nom de sarcomes, et fibromes adultes les néoplasies dans lesquelles le tissu pathologique accomplit toutes les phases de son évolution. »

Sous le nom de fibro-sarcomes on désigne, généralement, des fibromes dans lesquels on rencontre des points de tissu conjonctif en voie d'accroissement, et ces tumeurs ont en général une évolution maligne ; mais nous pensons

---

[1] Cornil et Ranvier, *Manuel d'hist. path.*, t. I, p. 186, 1881.
[2] Lancereaux, *Trait. d'anat. path.*, t. I, p. 361.

qu'il y a là plus qu'une erreur de définition et que l'on confond les points d'accroissement de la tumeur avec du tissu embryonnaire destiné à *rester tel*[1].

Les fibromes, comme toutes les tumeurs, s'accroissent et les cellules jeunes que l'on rencontre dans ces cas, en plus ou moins grand nombre, achèvent complètement leur évolution. Une question plus délicate à trancher est de savoir si les amas de cellules embryonnaires, qu'on voit le plus souvent autour des vaisseaux, sont destinés à

[1] La conception du tissu conjonctif n'a pas toujours été celle que nous admettons aujourd'hui. On a cru pendant longtemps que les faisceaux conjonctifs et même les fibres élastiques résultaient de l'étirement des cellules fixes. On sait aujourd'hui, grâce aux travaux de M. Ranvier, que les noyaux des cellules fixes sont toujours situés dans l'intervalle des faisceaux conjonctifs et jamais dans leur intérieur. La trame conjonctive est une différenciation de la substance fondamentale, différenciation produite sous l'influence des cellules, mais à distance.

L'ancienne conception erronée du tissu conjonctif a été le point de départ de nombreuses erreurs d'interprétation en ce qui concerne l'histologie fine des fibromes et des sarcomes. Beaucoup d'autres, même récents, ont cru voir les noyaux de ces tumeurs dans l'épaisseur des faisceaux et les ont ainsi dessinés. C'est là le point de départ de l'expression : *tumeur fibro-plastique* donnée par Lebert à des néoplasmes formés de *fibres-cellules*.

Le terme de sarcome fuso-cellulaire, tout en répondant réellement à des tumeurs dans lesquelles les cellules fixes ont une forme allongée, a souvent été employé à tort et par suite de l'erreur d'observation précédemment signalée, pour désigner des fibromes en voie d'accroissement. M. le professeur Renaut nous a fait remarquer que très souvent par suite d'une erreur d'observation due à des préparations insuffisamment analytiques, on est exposé à localiser dans l'intérieur des fibres conjonctives les noyaux cellulaires et à conclure à l'existence de fibres-cellules ou de cellules très fusiformes.

se transformer en cellules fixes et à édifier du tissu fibreux, ou si ce rôle doit être réservé aux cellules jeunes isolées, que l'on rencontre çà et là et qui seraient alors nées de la prolifération des cellules de la tumeur.

Nous pensons donc qu'un certain nombre de tumeurs décrites jusqu'à présent sous le nom de fibro-sarcomes des muscles sont des fibromes en voie d'évolution parce que le terme de cette évolution est du tissu fibreux pur.

En un mot, pour définir une tumeur donnée, il importe de ne tenir compte que des parties de la tumeur qui ont achevé leur évolution. Les muscles comprennent, dans leur structure, indépendamment de la fibre musculaire, du tissu conjonctif dans ses divers états : tissu conjonctif lâche, séparant les fibres musculaires les unes des autres, tissu conjonctif modelé représenté par les aponévroses, les cloisons aponévrotiques et leurs expansions tendineuses.

Nous devons donc trouver dans les muscles les deux groupes de tumeurs conjonctives que nous venons d'étudier : les tumeurs du tissu conjonctif lâche y sont représentées par les sarcomes, myxomes, lipomes ; les tumeurs du tissu conjonctif modelé le sont par les fibromes et les sarcomes.

L'évolution de ces différentes tumeurs est extrêmement variable, suivant les cas et pour des raisons que nous ignorons complètement, étant donné l'obscurité de la pathogénie de ces tumeurs. C'est ainsi que certains fibromes évoluent très lentement et restent cliniquement des tumeurs bénignes, tandis que d'autres évoluent rapidement et rentrent dans la catégorie des tumeurs malignes.

Souvent, lors d'une première opération, le chirurgien

qui enlève une tumeur la qualifie de fibrome, parce qu'elle est dure, peu envahissante, mais si une récidive se produit, on n'hésite plus à la qualifier du nom de fibrosarcome, tellement l'idée suivante est bien ancrée dans les esprits, que les fibromes doivent être toujours des tumeurs bénignes. Berger, dans une communication sur la récidive des tumeurs réputées bénignes s'exprime ainsi : « Une tumeur que sa constitution histologique doit faire considérer comme un fibrome, c'est-à-dire comme une tumeur bénigne, peut récidiver sous forme de sarcome c'est-à-dire comme une tumeur maligne ».

Nous voyons donc à propos des fibromes ce que nous avons vu pour les sarcomes, que l'expression clinique ne correspond pas à la réalité anatomique.

Dans la discussion sur la communication de Berger à la Société de chirurgie, Quénu s'élève contre cette pensée de vouloir établir une sorte d'équation entre la nature histologique des tumeurs et leur évolution clinique. Il montre que les termes sarcome et fibrome n'ont rien à voir avec la malignité ou bénignité d'une tumeur.

Ainsi mauvaise définition d'un côté et en second lieu, confusion entre les points d'accroissement des fibromes et le tissu « embryonnaire » vrai, telles sont les deux principales raisons de l'obscurité qui règne encore en pathologie sur les tumeurs conjonctives des muscles.

Pour résumer notre opinion au sujet de la classification des tumeurs conjonctives des muscles, nous croyons qu'il faut séparer provisoirement le côté clinique et le côté anatomo-pathologique.

[1] Berger, *Bul. de la Soc. de chir.*, 1894.

En clinique, on doit distinguer deux formes de tumeurs conjonctives des muscles : 1° Des tumeurs malignes ; 2° des tumeurs bénignes qui sont comme nous aurons l'occasion de le montrer tout à fait exceptionnelles par rapport aux premières [1].

Au point de vue *anatomo-pathologique*, nous distinguons deux espèces de tumeurs conjonctives : 1° Des sarcomes caractérisés par la présence de cellules rondes ou ovalaires, sans prolongements protoplasmiques, et par une substance fondamentale formée de fibres conjonctives rares et non ordonnées les unes par rapport aux autres ; 2° des fibromes caractérisés par des cellules toujours plus ou moins allongées et fréquemment munies de prolongements protoplasmiques, et par une substance fondamentale formée de faisceaux de fibres conjonctives ordonnées parallèlement les unes aux autres.

Quant à savoir quels sont dans les sarcomes les néoplasmes qu'il faut rapporter au tissu conjonctif lâche et ceux qu'il faut rapporter au tissu conjonctif modelé, nous pensons que c'est là une question impossible à résoudre dans l'état actuel de la science.

[1] Les fibromes des parois abdominales rentrent pour la plupart dans cette classe (Labbé et Rémy).

CHAPITRE III

Observation personnelle de fibrome musculaire dissociant à évolution maligne. — Considérations histologiques.

Observation

*Tumeur du cordon spermatique enlevée en décembre 1888.
— Fibrome du muscle brachial antérieur droit ayant
débuté en 1888, enlevé en 1891. — Récidive sur place de
cette même tumeur en 1892. — Désarticulation de l'épaule
en décembre 1894. — Examen anatomique.*

Joseph B..., cultivateur, quarante-cinq ans [1], entre à
l'hôpital de la Croix-Rousse dans le service de M. Maurice
Pollosson pour une volumineuse tumeur du côté gauche
des bourses.

[1] Nous empruntons la première partie de cette observation à la
thèse d'Alombert-Goget sur *les tumeurs solides du cordon spermatique*, th. de Lyon, 1887.

Cette tumeur a débuté sans cause appréciable vers l'âge de seize ans au-dessus du testicule gauche.

De vingt à trente ans le sujet vit apparaître deux autres tumeurs indépendantes de la première, de sorte qu'il y avait sur le cordon trois tumeurs en chapelet. Elles se fondirent en une même masse à une époque indéterminée. La progression de la tumeur fut d'abord lente et en 1883, c'est-à-dire près de trente après le début, son volume était celui d'une grosse poire. Depuis, elle a pris, sans cause déterminante connue, un accroissement relativement rapide.

Au moment de son entrée à l'hôpital, la tumeur est grosse comme une tête d'adulte et descend jusqu'au dessous de la partie moyenne des cuisses.

Les tuniques des bourses ne présentent aucune adhérence avec la tumeur qui s'étend jusqu'à l'anneau inguinal externe. Sa consistance est dure et inégale; nulle part on ne constate de transparence. Elle est indépendante du testicule, et ne s'étend pas dans le canal inguinal.

Il n'y a pas de ganglions dans l'aine ni dans la fosse iliaque.

Il n'y a pas de phénomènes généraux.

Les seuls troubles fonctionnels résultent du poids et du volume de la tumeur.

Les symptômes précédents conduisent au diagnostic de tumeur solide du cordon spermatique appartenant au type conjonctif, d'un *conjonctivome* [1], suivant l'expression de M. Pollosson.

---

[1] L'expression de conjonctivome nous paraît particulièrement heureuse, parce qu'elle répond à un groupe naturel de tumeurs

Une longue incision sur la face antérieure du scrotum permet d'énucléer facilement la tumeur.

La réunion a lieu par première intention et le malade sort guéri le 26 février 1887.

Examen anatomique de la tumeur du cordon. — La tumeur pèse 4 kg. 500 ; elle est encapsulée. A la coupe, on trouve un tissu blanc-jaunâtre, fibroïde, uniforme, sans dégénérescence, ferme et criant sous le scapel. On n'arrive pas à trouver, dans l'intérieur ou sur les surfaces de la tumeur, les différents éléments du cordon. Le testicule et l'épididyme en sont complètement indépendants.

« L'examen microscopique fait au laboratoire de la Faculté par M. Bard donne les résultats suivants : la tumeur est uniformément constituée par des cellules conjonctives fusiformes, disposées en faisceaux parallèles ou irrégulièrement concentriques, sans stroma interstitiel et sans cellules embryonnaires rondes. C'est un fibro-sarcome conjonctif du type fasciculé. »

*
* *

En 1888, J. B... s'aperçoit qu'il porte une petite tumeur indolore, sous la peau de la région antéro-externe du bras droit. Cette tumeur, d'abord de la grosseur d'une noix, atteint progressivement le volume d'une petite orange.

En janvier 1891, il rentre à l'Hôtel-Dieu, salle Sainte-Marthe, dans le service de M. Maurice Pollosson.

entre lesquelles le clinicien est souvent embarrassé pour faire le diagnostic.

— 33 —

On constate alors que la tumeur du cordon enlevée autrefois n'a pas récidivé.

Dans la partie inférieure de la région antéro-externe du bras il existe une tumeur du volume d'un œuf d'oie, indépendante de la peau, adhérant intimement au muscle brachial antérieur, mobile au repos et s'immobilisant pendant la contraction du muscle. De consistance dure et égale, elle n'est pas douloureuse et ne gêne en rien les mouvements.

Il n'y a pas de ganglions dans l'aisselle.

M. Pollosson fait une incision longitudinale suivant le grand axe de la tumeur et constate que celle-ci est située sous l'aponévrose d'enveloppe du bras. Elle est développée dans l'épaisseur du muscle brachial antérieur qu'elle *infiltre*. Il n'y a pas de capsule et la tumeur n'a pas de limites précises.

L'extirpation est faite aussi complètement que possible.

La réunion se fait par première intention et le malade sort guéri au bout de quelques jours.

Nous donnerons plus loin le résultat de l'examen anatomique la pièce.

*
* *

En 1892, il se fait une récidive sur place et la tumeur augmente lentement et progressivement de volume.

Le 7 décembre 1894 le malade revient à l'Hôtel-Dieu et entre dans le service de M. Pollosson suppléé par M. Jaboulay (salle Saint-Joseph, n° 24).

On constate, dans la région antéro-externe du bras droit, une tumeur grosse comme une petite orange, dure, indolente. Il n'y a pas de ganglions axillaires.

Il n'y a pas de retentissement sur l'état général.

Le 11 décembre, M. Jaboulay fait une incision en croix au niveau de la tumeur. On constate alors que le muscle brachial antérieur est envahi dans toute son épaisseur.

Le nerf radial est englobé dans le néoplasme.

Une intervention plus radicale que l'ablation simple étant jugée indispensable, la plaie opératoire est refermée.

Le 20 décembre 1894, M. le professeur Pollosson pratique la désarticulation de l'épaule.

Les suites furent simples et le malade sortit de l'Hôtel-Dieu quelque temps après ne présentant pas trace de récidive.

Examen anatomique

I. — Tumeur enlevée en janvier 1891.

A. *Examen macroscopique*. — La tumeur est recouverte par l'aponévrose d'enveloppe du bras ; elle est développée dans l'intérieur du muscle brachial antérieur ; elle n'est pas encapsulée, elle n'a aucune connexion avec les tendons.

La consistance est ferme et égale.

Sur une coupe parallèle à la direction des fibres musculaires, on voit de grosses travées blanches longitudinales, émettant des travées de plus en plus fines, de façon à dessiner un reticulum élégant, dans les mailles duquel sont logés les faisceaux musculaires.

Sur une coupe transversale, la fasciculisation du muscle apparaît avec une netteté plus grande encore. Les espaces

conjonctifs sont occupés par des bandes fibreuses de diamètre variable dont les prolongements s'insinuent entre
les faisceaux musculaires d'ordre décroissant. Ces bandes
fibreuses blanches forment sur le fond rouge brun du tissu
musculaire un dessin marbré absolument caractéristique.

B. *Examen microscopique*. — Les morceaux de la
tumeur ont été fixés dans le liquide de *Muller*, où ils ont
séjourné longtemps. Le durcissement a été achevé dans la
gomme et l'alcool. Les coupes ont été colorées, soit au
carmin aluné, soit à la glycérine hématoxylique éosinée
de M. le professeur Renaut.

Les coupes transversales un peu larges examinées à un
faible grossissement (fig. 1) montrent que la fasciculasi-
tion remarquablement exagérée du tissu musculaire par la
trame fibreuse est poussée jusqu'au faisceau primitif,
jusqu'à la fibre musculaire elle-même. Sur la coupe transversale d'un muscle sain, les faisceaux secondaires, tertiaires, etc., sont séparés par des bandes étroites de tissu
conjonctif lâche ; les fibres musculaires apparaissent pour
ainsi dire au contact les unes des autres, et c'est à peine
s'il existe entre elles des fibrilles conjonctives très fines,
accompagnées de quelques cellules fixes. Dans notre
tumeur au contraire, les faisceaux musculaires secondaires, tertiaires, etc., sont séparés par des travées fibreuses
d'autant plus épaisses qu'elles limitent des unités plus
importantes du tissu. Quant aux faisceaux primitifs, ils
sont tous entourés par des anneaux fibreux qui les ren-
dent absolument indépendants. Il est exceptionnel de voir
deux fibres musculaires encore au contact et comprises
dans le même anneau fibreux.

Ainsi donc, le premier fait à remarquer, *c'est l'exa-*

gération de la fasciculisation régulière du muscle, c'est la *dissociation* parfaite du tissu musculaire par le tissu fibreux néoformé.

Examinons maintenant à un plus fort grossissement la structure de la tumeur.

Le néoplasme est formé par du tissu conjonctif adulte fibreux. En effet la *substance fondamentale* de ce tissu est constituée par des *faisceaux conjonctifs* compacts, parallèles les uns aux autres et orientés dans une direction prépondérante (fig. 2, 3, 4). Ils sont disposés en cercles concentriques autour des fibres musculaires. Sur une coupe transversale (fig. 1, 2, 3), on les voit en longueur, sur une coupe longitudinale (fig. 4, 5), on les voit coupés en travers. Ces faisceaux sont d'épaisseur moyenne. Leur section est plus ou moins régulièrement arrondie. Les fibrilles qui les composent sont indistinctes ; leur coupe a un aspect homogène. Ils sont absolument incolores sur les coupes colorées au carmin aluné ; l'éosine hématoxylique les teint en bleu gris de lin très pâle. Sur les coupes transversales ; on voit un certain nombre de ces trousseaux fibreux qui sont parallèles aux fibres musculaires (fig. 2, *fl)* ; il semble que ces faisceaux longitudinaux tiennent exactement la place des fibres musculaires atrophiées ou disparues.

Les *fibres élastiques* ne se distinguent pas sur les préparations traitées par les méthodes ordinaires. Mais si l'on fait agir la potasse à 40 pour 100 sur des coupes préalablement colorées au moyen d'une solution aqueuse d'éosine, on met en évidence un réseau élastique de richesse variable, suivant les points que l'on considère.

Au sein de ce stroma constitué par des faisceaux conjonctifs fibreux et quelques fibres élastiques on rencontre des *éléments cellulaires* qui achèvent de fixer l'opinion sur la nature du tissu de la tumeur. Ces cellules sont de plusieurs espèces :

1° Des cellules fixes du tissu fibreux ;

2° Des cellules embryonnaires ;

3° Des cellules intermédiaires entre les deux espèces précédentes ;

4° Des cellules énormes chargées de matériaux éosinophiles ;

5° Des rudiments de cellules musculaires.

1° *Cellules fixes du tissu fibreux*. — Ces cellules ne se voient bien que sur les préparations colorées à l'éosine hématoxylique : les colorations au carmin aluné et à l'hématéine étant purement nucléaires.

Leur *noyau* est ovalaire ou plus ou moins allongé. Il est pâle. Le mode de fixation employé (bichromate de potasse) ne permet pas d'étudier la disposition de la substance chromatique ni les figures de division. Le *protoplasma* coloré en rose par l'éosine émet des expansions membraniformes et filiformes qui entourent les faisceaux fibreux en s'appliquant à leur surface (fig. 4). Ces prolongements établissent des anastomoses entre les cellules voisines. Sur des coupes exactement transversales d'un point où le tissu fibreux a acquis son aspect définitif, le réseau des cellules fixes forme un dessin régulier. Les mailles de ce réseau sont occupées par des faisceaux conjonctifs, gris de lin. Sur une coupe longitudinale, les intervalles des faisceaux conjonctifs sont comblés par des files de cellules fixes. La minceur extrême de leurs prolongements latéraux ne permet pas de bien les voir et ces cellules prennent un aspect fusiforme.

Les détails que nous venons de donner sur la substance fondamentale et sur la disposition des cellules fixes du stroma de la tumeur montrent jusqu'à l'évidence que nous avons affaire à du tissu fibreux pur, analogue à celui qui constitue les tendons. C'est là l'état définitif de la néoplasie, le seul qui doive servir pour établir sa classification.

2° *Cellules embryonnaires*. — Mais il est des points de la tumeur où l'on rencontre des traînées ou des amas plus ou moins considérables de *cellules jeunes*. Le noyau de ces cellules est fortement coloré ; il est régulièrement arrondi et ne présente pas l'aspect bosselé des leucocytes polynucléaires ; il occupe presque toute l'étendue du corps cellulaire. De ces cellules on ne voit pour ainsi dire que les noyaux. Ces amas de cellules embryonnaires ne se rencontrent pas partout. Il est des surfaces assez étendues des coupes où l'on n'en voit point. Ils affectent ordinairement la forme de traînées (fig. 1).

Que sont ces amas de cellules embryonnaires ? Il est facile de constater qu'un grand nombre d'entre eux ont pour centre des vaisseaux sanguins. Mais cette disposition n'est pas constante. Aussi sans rejeter absolument l'hypothèse de leur origine vasculaire, nous pensons qu'ils sont les points d'accroissement interstitiel que l'on rencontre dans tous les fibromes en voie d'évolution.

Ces cellules embryonnaires ne sont pas destinées à rester telles ; nées de la diapédèse ou plutôt de la prolifération des éléments de la tumeur, elles vont émettre des prolongements protoplasmiques et édifier autour d'elles de la substance fondamentale, en un mot elles aspirent à devenir identiques aux cellules adultes que nous avons étudiées précédemment.

3° — Ce qui prouve bien la réalité de cette évolution des cellules jeunes vers l'état adulte, c'est que l'on trouve dans le tissu fibreux de la tumeur tous les intermédiaires entre ces deux types tranchés. En effet, en tenant compte soit des caractères du noyau, soit de ceux du protoplasma on suit pour ainsi dire pas à pas sans déplacer le champ de la préparation toutes les étapes de cette transformation.

4° — Çà et là on voit sur les coupes des groupes de cellules volumineuses aux contours arrondis; leur protoplasma est coloré en rouge brique par l'éosine; elles renferment des vacuoles isolées ou confluentes qui contiennent une substance très réfringente. Ces cellules sont en général situées au voisinage des faisceaux musculaires et il n'est pas impossible que la matière éosinophile dont elles sont chargées soit un résidu provenant de la destruction de la substance musculaire (fig. 4, c).

5° — Quelques cellules moins volumineuses que les précédentes, pourvues d'un ou deux noyaux brillants, fusiformes, vaguement striées en long paraissent être le terme ultime de l'évolution régressive des fibres musculaires. Mais nous verrons que la plupart des très nombreux noyaux, que l'on rencontre dans les fibres musculaires de la tumeur ont une destinée tout autre, et contribuent à former une partie des éléments cellulaires de la trame néoplasique (fig. 6, a).

Le tissu fibreux en voie d'évolution dont nous venons de faire l'étude détaillée est irrigué par de nombreux capillaires sanguins. Ces capillaires affectent une direction générale parallèle aux faisceaux fibreux ; leur calibre est toujours très petit ; on les reconnaît, sur les coupes transversales, à un cercle étroit, formé par une ou deux cellules endothéliales minces, dont on voit le noyau faire saillie dans la lumière. Ils contiennent des globules rouges, disposés en files, et reconnaissables à leur affinité élective pour l'éosine. Ils émettent de nombreuses pointes d'accroissement et sont parfois entourés d'une zone de cellules embryonnaires. Il est probable qu'il existe un rapport étroit entre la néoformation vasculaire et les amas de cellules jeunes [1].

Voyons maintenant ce que devient la *fibre musculaire* au sein du tissu néoformé.

Le tissu musculaire, avons-nous dit, est dissocié. Les fibres examinées sur une coupe transversale, subissent une diminution dans leur diamètre et elles peuvent arriver ainsi à disparaître complètement.

Cette diminution est d'autant moins prononcée qu'on se rapproche du centre du faisceau musculaire considéré, c'est-à-dire que l'atrophie des fibres musculaires se fait dans une direction centripète pour chaque fascicule. Les contours de la fibre musculaire conservent leur netteté jusqu'au moment de sa disparition presque complète. Jamais on n'observe d'encoche ni de morcellement, ni en général aucun signe d'une attaque de la fibre par les cellules ambiantes. Nulle part nous n'avons pu voir des cellules embryonnaires aborder une fibre musculaire : elles

---

[1] Pour Pillet (*Arch. de Pathologie*, 1887), l'accroissement vasculaire et les amas embryonnaires sont deux phénomènes connexes (théorie angioblastique).

se tiennent au contraire assez loin d'elle et le tissu fibreux acquiert à son voisinage son maximum de densité.

Il résulte de cette constatation que la phagocytose ne joue aucun rôle dans la disparition de la substance con-tractile, contrairement à ce que l'on observe dans certains processus d'atrophie musculaire [1].

Sur les coupes transversales (fig. 1, 2, 3), les fibres musculaires sont entourées par un espace annulaire inco-lore que l'on pourrait au premier abord croire vide et causé par la rétraction de la fibre sous l'influence des réactifs, mais un examen attentif à un fort grossissement montre qu'il n'en est rien. Cet espace clair est occupé par des fibrilles conjonctives excessivement fines transpa-rentes et onduleuses (fig. 3). Il est très rare de voir un noyau au sein de ces fibrilles conjonctives.

Le sarcolemme est notablement épaissi ; invisible à l'é-tat normal sur une section de la fibre il apparaît ici (fig. 3) avec un double contour.

Le champ de la fibre musculaire n'est pas homogène. A un grossissement suffisant (fig. 2, 3) on constate un vague quadrillage qui correspond à la section des cylin-dres primitifs.

Les *noyaux* musculaires sont considérablement aug-mentés de nombre. Les uns sont marginaux, les autres sont intérieurs.

Les *noyaux marginaux* sont les plus nombreux : on peut en compter de cinq à dix sur celles des fibres mus-culaires qui ont conservé à peu près leur diamètre normal.

Les *noyaux intérieurs* ne se rencontrent jamais sur

---

[1] Metchnikoff, *Annales de l'Institut Pasteur*, 1893.

les fibres musculaires normales de l'homme. On les trouve
à l'état normal dans les muscles de la grenouille et dans
les muscles rouges du lapin.

Dans notre tumeur on peut en compter trois ou quatre
sur une même section de fibre et peu de fibres en sont
dépourvues. Ils sont moins réguliers que les noyaux marginaux et ils présentent ordinairement des crêtes d'em-
preinte.

La zone protoplasmique périnucléaire n'est pas augmentée. Sur les fibres, vues en long, on distingue autour
des noyaux des granulations pigmentaires.

L'augmentation du nombre des noyaux et la formation
des noyaux intérieurs sont des phénomènes précoces, car
on les observe sur des fibres musculaires qui ont conservé
leur diamètre normal.

Çà et là, on rencontre des fibres musculaires considérablement atrophiées et pour ainsi dire réduites à rien ;
mais les champs de Coheim, le liseré brillant du sarcolemme se voient encore ; et il persiste dans la fibre quelques noyaux colorés d'une manière intense. Enfin, on peut
trouver des cellules musculaires qui ne sont plus représentées que par un noyau brillant entouré d'une mince
collerette de cylindres primitifs ; la place qu'occupaient
ces fibres musculaires, ainsi annihilées, est prise par des
faisceaux fibreux à direction longitudinale.

Lorsqu'on examine des fibres musculaires vues en long,
on voit que les faisceaux fibreux, apparaissant en section
transversale, sont bien disposés annulairement. Les fibres
musculaires ne conservent pas leurs bords rectilignes ;
elles sont festonnées par des plis nombreux qui résultent
de la striction exercée par les faisceaux fibreux annulaires.

La fibre ressemble ainsi à un saucisson entouré de ficelles. Nous répétons qu'il ne s'agit pas là d'une perte de substances de la fibre, mais d'une simple plicature de la surface.

A un degré plus avancé la fibre musculaire, considérablement réduite de largeur et enserrée par les anneaux fibreux prend l'aspect d'une colonne torse (fig. 4).

La stricture concentrique aboutit en fin de compte à l'étranglement et à la section de la fibre musculaire. Le sarcolemme disparaît alors et les fibrilles musculaires s'écartent librement (fig. 5).

La double striation longitudinale et transversale de la substance musculaire est conservée rigoureusement intacte pendant toute la durée du processus évolutif. Avec un grossissement suffisant (Leitz oc. 3 obj. 1/12, à imm. hom.), on décompose aisément le cylindre primitif en ses éléments constituants bien connus : disque mince, demi-bande claire, disque épais, demi-bande claire, disque mince, etc. (fig. 5).

En étudiant avec soin les extrémités libres des fibres sectionnées par les anneaux fibreux, on acquiert des données du plus grand intérêt sur ce que deviennent les noyaux musculaires et sur la manière dont la substance contractile disparaît.

Si l'on suit un cylindre primitif en particulier, on voit qu'il ne tarde pas, après s'être écarté de ses voisins, à s'égrener en ses éléments constituants, à la manière d'un ténia qui perd peu à peu ses anneaux. La substance contractile fragmentée paraît donc être l'objet d'une sorte de digestion de la part des cellules musculaires elles-mêmes.

Les cellules de la tumeur ne semblent jouer aucun rôle dans la disparition des éléments musculaires.

Nous avons vu que toutes les fibres musculaires englobées dans la néoplasie fibreuse montrent une prolifération considérable de leurs noyaux. Si nous n'avons pas pu saisir sur le fait le processus de la multiplication nucléaire, si nous n'avons vu, aussi bien dans les noyaux musculaires que dans les noyaux de la tumeur, aucun phénomène caractéristique de la division directe ou indirecte, c'est parce que la fixation lente par le bichromate de potasse est incompatible avec la conservation de la substance chromatique des noyaux.

L'augmentation du nombre des noyaux musculaires n'en reste pas moins un fait indéniable. Que deviennent ces noyaux ? En aucun point on ne voit de signe d'une diminution quelconque dans leur vitalité; même dans les fibres musculaires les plus atrophiées ils fixent la matière colorante avec une grande intensité, nulle part on ne les voit fragmentés. *Nous pouvons donc conclure que les noyaux musculaires n'ont pas le même sort que la substance contractile ; ils ne disparaissent pas.*

Au niveau des points où les cylindres primitifs commencent à égréner leurs éléments constituants, on voit les noyaux musculaires, reconnaissables à leur présence dans la gaine sarcolemmique au milieu des fibrilles écartées, s'entourer d'une certaine quantité de protoplasma nutritif finement granuleux. Ils individualisent ainsi des cellules qui, rompant leur dernière attache avec la fibre musculaire, deviennent libres et tombent au milieu du tissu néoplasique.

Ces cellules gardent quelquefois des marques qui ne

laissent aucun doute sur leur origine musculaire : indépendamment des granulations, résidus des disques épais
en voie de digestion intra-cellulaire, on peut voir dans
l'intérieur même du corps cellulaire des portions importantes du squelette contractile constitué, on le sait, par
les disques minces (fig. 5, *a*). Ceux-ci forment des lignes
transversales pointillées ; ils peuvent conserver beaucoup
plus longtemps que les disques épais leur agencement
réciproque.

§ 2. — TUMEUR RÉCIDIVÉE ENLEVÉE EN DÉCEMBRE 1894

La tumeur a les mêmes caractères généraux que celle
que nous venons d'étudier.

Elle est constituée par du tissu conjonctif adulte ; faisceaux conjonctifs denses, orientés parallèlement les uns
aux autres, réseaux de cellules fixes, dissociation du tissu
musculaire, points d'accroissement constitués par des
amas de cellules jeunes ; tous ces caractères, que nous
avons minutieusement décrits dans la tumeur primitive,
se rencontrent exactement semblables sur les coupes de la
seconde tumeur.

Pour éviter des redites inutiles, nous nous contentons
de renvoyer aux figures 6 et 7, qui représentent des sec-
tions longitudinales et transversales de la tumeur.

*
* *

Nous pouvons résumer de la manière suivante cette
longue observation clinique et anatomique :

Un homme voit se développer avec une extrême lenteur

une tumeur conjonctive du cordon spermatique, qui acquiert, dans la dernière année, un volume énorme. Deux ans après l'ablation de cette première tumeur, il se développe, dans l'épaisseur du muscle brachial antérieur droit, un néoplasme dont la récidive conduit à une désarticulation de l'épaule. Si nous en jugeons par l'examen histologique sommaire, rapporté dans la thèse d'Alombert-Goget, la tumeur du cordon n'est autre chose qu'un fibrome en voie d'accroissement.

Le diagnostic de la tumeur musculaire ressort tout naturellement de l'examen histologique que nous avons rapporté. Il ne s'agit pas d'une myosite chronique, puisque la lésion a récidivé ; cette idée vient cependant à l'esprit de ceux qui examinent nos préparations sans connaître leur provenance. La plupart des anatomo-pathologistes concluraient à un fibro-sarcome.

Quels sont donc les éléments d'un diagnostic entre un fibrome pur en voie d'accroissement et un fibro-sarcome ? En un mot, quelles sont les définitions de ces deux tumeurs ?

Nous réservons le nom de fibro-sarcome à une tumeur mixte, dans laquelle on rencontre des masses plus ou moins volumineuses de cellules jeunes ne subissant pas l'évolution conjonctive, à côté de bandes de tissu fibreux parfaitement constitué. Ces tumeurs ne sont pas très rares. Les deux types de tissu conjonctif y évoluent chacun pour leur compte. De même, on appelle myxo-sarcomes, des tumeurs dans lesquelles on observe des points myxomateux et des points sarcomateux dont l'existence et l'évolution sont indépendantes. Dans le fibrome en voie d'accroissement on trouve aussi des cellules jeunes, mais ces cellules sont disséminées ou réunies en *petits* amas.

Par suite de l'évolution, de ces types de cellules fixes du tissu conjonctif adulte, le volume de ces amas reste toujours minime et contraste par sa petitesse avec le caractère rapidement évolutif des éléments qui les constituent. Ajoutons que l'on peut suivre aisément dans ce dernier cas les transformations subies par les cellules embryonnaires.

Notre tumeur constituée dans ses points définitifs par du tissu fibreux est donc bien un fibrome.

Quels rapports existent-ils entre les deux tumeurs fibreuses qui ont évolué successivement chez notre malade? S'agit-il d'une métastase de la première tumeur dans le brachial antérieur, ou bien de deux fibromes originellement distincts? Cette question nous paraît insoluble. Nous ferons seulement remarquer que la pluralité des néoplasmes chez un même sujet est un fait bien connu aujourd'hui, et que précisément tous les auteurs ont constaté une véritable gradation dans leur malignité, comme si leur coefficient d'évolution devenait de plus en plus élevé[1]. Dans tous les cas notre observation ne rentre pas dans le cadre de « deux tumeurs de tissus différents évoluant simultanément sur le même sujet[2] ».

Quant à la récidive, elle possède exactement la même constitution histologique que la tumeur primitive : c'est aussi un fibrome. Ce fait important montre bien qu'à aucun moment le fibrome musculaire primitif ne s'est transformé

---

[1] A. Ricard, De la pluralité des néoplasmes chez un même sujet et dans un même famille, th. de Paris, 1885 ; et *Bulletin de la Soc. de Chir.*, t. XX, 1894, p. 408. « Communication sur la récidive des tumeurs réputées bénignes ».

[2] Lannois et Gourmont, *Rev. de Méd.*, 1894.

en sarcome. Il s'agit donc d'un *fibrome primitivement malin*.

Ainsi au point de vue histologique nous avons affaire à du fibrome et au point de vue clinique à une tumeur maligne. Cette opposition doit-elle nous étonner ? Ne sait-on pas que certains fibromes naso-pharyngiens, que certains fibromes de la paroi abdominale peuvent se comporter cliniquement comme des tumeurs malignes, sans cesser d'être constitués par du fibrome pur ?

Il nous reste à rechercher s'il n'existe pas dans la science des faits que nous puissions rapprocher du nôtre.

Les tumeurs conjonctives et notamment les fibromes développés aux dépens des tendons, de leurs expansions, et des aponévroses sont assez fréquents. Mais les tumeurs conjonctives à siège nettement intra-musculaire sont beaucoup plus rares.

Presque toujours ces néoplasmes se contentent de refouler le tissu musculaire sans lui faire subir de véritable dissociation. Les sarcomes appartenant à cette dernière variété sont aujourd'hui bien connus (Lemaréchal, Guitton, Chambe, etc., etc.).

A côté de ces sarcomes, les auteurs signalent un assez grand nombre d'observations de fibro-sarcomes. Ce que nous avons dit au sujet de la définition des fibromes et des fibro-sarcomes nous permet de penser que plusieurs de ces tumeurs sont en réalité des fibromes en voie d'accroissement [1].

---

[1] Nous avons lu la plupart des observations de tumeurs conjonctives des muscles rapportées par nos devanciers ; dans le plus grand nombre des cas l'examen histologique est tellement insuffisant qu'il est difficile de se prononcer ; nous pensons néanmoins

Le caractère dissociant se rencontre dans les tumeurs secondaires des muscles envahis par continuité de tissu : par exemple, cancer de la langue, grand pectoral envahi par le cancer du sein, etc. ; on peut le trouver jusqu'à un certain degré également à la périphérie des tumeurs intermusculaires ; mais dans notre cas, ce caractère acquiert une importance tellement prépondérante qu'il en fait une tumeur à part.

Nous ne l'avons rencontré à un tel degré que dans l'observation de Montané [1] relative à un sarcome développé dans les muscles intercostaux du cheval.

Nous croyons intéressant de la rapporter en entier.

Dissociation des faisceaux primitifs dans le sarcome musculaire du cheval.

Le faisceau primitif, en raison de sa haute spécialisation, est considéré comme incapable de concourir à la formation des produits cellulaires pathologiques. Le plus souvent, en effet, il dégénère sur place au milieu des éléments néoplasiques, disparaissant en masse sous l'influence d'un travail de régression.

Il n'en est pas toujours ainsi. Dans certain cas d'irritation modérée par les propriétés cellulaires *larvées* du faisceau primitif peuvent se réveiller : ce qui reste de protoplasma *indifférent* peut s'accroître et se segmenter pour prendre part à la constitution anatomique des tumeurs. C'est la conclusion dégagée de l'examen d'un sarcome réduit et unique des muscles intercostaux du cheval.

que les observations I, de Lemaréchal, et XXIII, de Chambe, sont des fibromes en voie d'évolution.

[1] Montané, *Comptes rendus de la Soc. de Biologie*, 26 mai 1894.

Les faisceaux primitifs se montrent sur les coupes au milieu des éléments sarcomateux, les uns suivant leur longueur, les autres coupés en travers. Les plus nombreux, encore normaux, possèdent une striation très nette, certains présentent des traces évidentes de déchéance parmi ces derniers, quelques-uns sont atteints de dégénérescence pure et simple, tandis que la majorité indique des états progressifs de dissociation, dont le protoplasma cellulaire est l'agent déterminant.

Normalement, le protoplasma est à peu près invisible sous le sarcolemme et les noyaux tous périphériques chez les mammifères apparaissent çà et là, entre la substance musculaire et la membrane périphérique. Dans la lésion considérée, le protoplasma devient évident, non seulement sous le sarcolemme, mais encore dans la substance musculaire entre les cylindres primitifs, qui deviennent très distincts les uns des autres sur les travées longitudinales.

L'altération s'échelonne sur la longueur du faisceau primitif, les points intéressés augmentent de diamètre donnant un aspect moniliforme à l'élément contractile.

Les coupes transversales montrent la substance musculaire divisée en champs polygonaux, séparés par des travées protoplasmiques, dans lesquelles existent des noyaux souvent nombreux, issus sans nul doute de la multiplication des noyaux périphériques primitifs.

L'augmentation du protoplasma, la dissociation par ce dernier des cylindres primitifs, la multiplication des noyaux et leur pénétration dans l'intérieur de la substance musculaire indiquent de la part de l'unité contractile un retour vers la forme embryonnaire, particulièrement propre à la multiplication cellulaire. Pendant ce temps, la striation devient de moins en moins nette.

Dès lors, les *propriétés cellulaires générales* du faisceau primitif, larvées à l'état normal, acquièrent une prééminence marquée sur la *fonction spéciale* de l'élément dont elles amènent la destruction. La masse protoplasmique, diffuse jusque-là, se segmente pour donner naissance à des cellules semblables aux éléments néoplasiques qui s'interposent entre les cylindres primitifs de la substance musculaire, pour les isoler par une véritable dissociation.

Le faisceau primitif présente dans ces conditions, la forme d'un véritable éventail dont les rayons, répondant aux cylindres primitifs dissociés, sont reliés par des travées d'éléments néoplasiques.

Dans une période ultime, les cylindres primitifs complètement isolés au sein du néoplasme, forment des blocs fusiformes jaunâtres, réfringents, reconnaissables encore à une vague striation transversale. Ils se sont ensuite résorbés.

Il résulte de ces faits que la déchéance est amenée par un véritable renversement des propriétés de l'élément contractile. Dans les conditions normales, la fonction musculaire maintient en sous-ordre les aptitudes cellulaires végétatives du faisceau primitif. Sous l'influence de certaines causes pathologiques, ces aptitudes végétatives se réveillent : l'indifférence cellulaire, reprenant ses droits sur la fonction spéciale, s'exprime par une prolifération qui disloque la substance musculaire et finit par la faire disparaître. (*Soc. de biologie*, 16 mai 1894.)

CHAPITRE IV

Des modifications de la fibre musculaire striée dans les tumeurs.

L'examen anatomique de notre tumeur contient une
étude minutieuse du mode de réaction et de désagrégation
de la fibre musculaire. Cette question a déjà été étudiée
dans un grand nombre de travaux, parus pour la plupart
à l'étranger; il nous a paru intéressant de réunir dans un
chapitre spécial l'opinion des différents auteurs sur ce
sujet.

Dès 1853 Schroeder van der Kolk [1] mentionne le fait
d'altérations actives dans les noyaux des fibres musculaires striées, envahies par les tumeurs malignes.

Son opinion est confirmée par Kœlliker [2], Bœttcher [3],

[1] Schroeder van der Kolk, *Never-Lancet*, 1853.
[2] Kœlliker, *Handbuch der Gewebelehre*.
[3] Bœttcher, *Arch. de Virchow*, vol. XIII.

Weber [1], Neuman [2], tandis que Sick [3], Henle [4], Welcher [5], Volkmann [6], nient la prolifération des noyaux et font jouer à la fibre musculaire un rôle purement passif. Virchow [7] et Billroth [8] qui avaient également d'abord nié ce fait, le considèrent, au contraire, comme démontré dans plusieurs de leurs ouvrages parus quelques années plus tard.

Mais le point sur lequel portent surtout les divergences d'opinions est de savoir ce que deviennent les noyaux ainsi proliférés. Tandis que Virchow ne se prononce pas, Weber, Foerster[9] Popper [10], etc., pensent que ces nouveaux éléments peuvent se transformer en cellules de la tumeur. Tous ces auteurs avaient étudié la réaction de la fibre musculaire au voisinage des tumeurs épithéliales.

Aussi Sokolow[11], en 1873, dans un travail sur le développement du sarcome dans les muscles striés, dit que, s'il est démontré que dans le cancer les muscles prennent

---

[1] Weber, *Arch. de Virchow*, vol. XV, XXIX, XXXIX.

[2] Neumann, *Arch. de Virchow*, vol. XX.

[3] Sick, *Arch. de Virchow*, vol. XXVI.

[4] Henle, *Handbuch der rat. Path.*, 1846-1851.

[5] Welcher, *Zeitschrift für rat. Med.*, vol X.

[6] Volkmann, *Arch. de Virchow*, vol. I.

[7] Virchow, Die Parenchym-Entzündung, in *Arch. für path. Anat.*, vol. IV et XVIII. — Die Krankh. Geschwülste.

[8] Bilroth, Beiträge zur path. Histol. — Allgm. chir. Path. und Therapie (*Arch. de Virchow*, vol. XVIII, IX).

[9] Foerster, *Allg. path. Anat.*, 1862.

[10] Popper, *Zeitschr. der Gesellschaft der Aerzte* in Wien (*Med. Jahrbücher*, 1865, vol. XXXI).

[11] Ueber die Entwickelung des Sar. in den Muskeln (*Arch. de Virchow*, 1873 ; Analyse dans la *Rev. des Sc. méd.*, 1873).

une part active à son développement, cette démonstration n'est pas encore faite pour les tumeurs sarcomateuses. Nous donnons ici les conclusions de son travail :

« 1° Le processus actif de formation d'éléments nouveaux se passe exclusivement dans les faisceaux musculaires (substance musculaire et sarcolemme) ;

« 2° Les éléments des faisceaux musculaires se transforment en cellules spéciales ;

« 3° Cette transformation commence dans les faisceaux musculaires par une multiplication des noyaux avec accumulation de protoplasma autour d'eux ;

« 4° Les éléments nouveaux remplacent la gaine du sarcolemme et présentent le caractère de cellules. C'est le début du sarcome ;

« 5° Ces cellules rondes ou ovales se transforment en cellules fusiformes ornées de prolongements et entourées de protoplasma. Le sarcome existe ;

« 6° Ces cellules offrent les mêmes réactions microscopiques que les éléments cellulaires de la tumeur ;

« 7° Pendant ces transformations, la substance striée ne subit que des modifications passives : atrophie simple ou avec dégénérescence granuleuse ou graisseuse précédant la destruction ;

« 8° Dans le développement du sarcome une faible partie des faisceaux musculaires subit la transformation indiquée. La plus grande partie du muscle s'atrophie ; les faisceaux musculaires transformés en éléments sarcomateux sont toujours pris secondairement ».

J. Grancher, qui donne le compte rendu de l'article de Sokolow dans la *Revue des sciences médicales*, 1873, et à qui nous empruntons ces conclusions ajoute les ré-

flexions suivantes : « L'opinion générale actuelle des his-
tologistes semble favorable à l'opinion de Sokolow. On
invoque de toutes parts aujourd'hui l'activité des éléments
spéciaux (éléments nobles) dans les divers processus et le
tissu conjonctif longtemps accusé de tout le mal perd du
terrain. Certains détails de la description de Sokolow
nous paraissent cependant dignes d'être contrôlés avec
soin entre autres ceux dans lesquels il nous montre la
transformation directe pure et simple du faisceau musculaire en faisceaux sarcomateux ».

Weil[1], en 1873, étudiant la part que prennent les fibres
musculaires dans la formation des éléments cancéreux
confirme les opinions de Weber, Fœrster, etc. Il n'est point
douteux pour lui que les noyaux proliférés ne se transforment en cellules épithéliales. Il a de plus noté la transformation de plusieurs noyaux musculaires au sein du
néoplasme en corpuscules identiques aux globules rouges
du sang.

Pour Cornil et Ranvier[2] « le développement du sarcome se fait toujours par une production de tissu embryonnaire dans les espaces de tissu conjonctif qui, comprimant
les faisceaux primitifs du muscle, détermine l'atrophie
simple ou accompagnée de dégénérescence granulo-grais-
seuse. Cette dernière forme d'atrophie se rencontre surtout dans les cas où la formation de tissu sarcomateux est
très rapide ». Ils signalent dans les tumeurs des muscles
l'existence de nombreux noyaux disséminés dans une

<hr>

[1] Weil, Beiträge zur Kenntniss des Muskelkrebses, in *Medi-
cin. Jahr.*, Heft III, p. 285, 1873,

[2] Cornil et Ranvier, *Manuel d'hist. path.*, 1881.

substance granuleuse qui remplace la substance striée disparue.

Lemaréchal, en 1881, attire l'attention sur un fait qu'on observe quelquefois, les sarcomes intra-musculaires : c'est la multiplication des cellules du sarcolemme. Bien que certains auteurs aient voulu y trouver l'explication et l'unique point de départ de la tumeur, il pense avec MM. Cornil et Ranvier que ce phénomène se voit dans toutes les tumeurs intra-musculaires et qu'il est dû à ce que dans ces cas les noyaux du sarcolemme et le protoplasma qui les entourent deviennent beaucoup plus évidents qu'à l'état normal.

Christiani, en 1887, reprenant dans une étude d'ensemble l'histoire du développement des tumeurs malignes dans le muscle strié, ne considère pas la question de la participation des noyaux musculaires à l'accroissement des tumeurs, comme aussi nettement tranchée que le croit Sokolow. Dans le sarcome les altérations produites dans le muscle sont de deux ordres : « Dans beaucoup de sarcomes, dit-il (ceux qui contiennent des éléments adultes le tissu musculaire disparaît généralement par atrophie simple à la suite de la compression que la masse de la tumeur exerce sur la partie du muscle correspondant : le sarcome est dans ce cas une tumeur relativement bénigne. D'autres fois dans les sarcomes malins le muscle réagit et cette réaction se manifeste par une prolifération cellulaire d'abord dans le tissu conjonctif interstitiel, plus

---

[1] Lemaréchal, *loc. cit.*

[2] Christiani, Thèse de Berne, 1887, Contribution à l'étude du dévelop. des tumeurs malignes dans les muscles striés.

tard aussi dans les fibres musculaires. Le sarcolemme peut disparaître et laisser libres les corpuscules musculaires proliférés. Mais il ne nous paraît pas encore positivement démontré, malgré les nombreuses recherches faites dans cette direction par un grand nombre d'auteurs, que ces corpuscules devenus libres se transforment en éléments sarcomateux ».

Christiani a constaté les mêmes différences dans le tissu musculaire envahi par le cancer : atrophie en masse avec ou sans préalable prolifération des noyaux de la fibre, ou bien destruction de la fibre par les cellules épithéliales qui la creusent, dit-il, comme ferait une vrille. Dans ce cas, les noyaux ne réagissent pas.

Rindfleisch [1], dans son *Histologie pathologique*, se déclare de l'avis de Volkmann : pour lui les fibres musculaires et les cellules du sarcolemme ne prennent aucune part active à la néoformation sarcomateuse.

Schaeffer [2] décrit minutieusement l'aspect que prend la fibre musculaire envahie par les néoplasmes (sarcome et cancer). Il n'a pas pu voir les cellules du sarcome pénétrer dans la fibre musculaire; mais le bourgeon carcinomateux entre dans la fibre et semble se substituer à la substance contractile.

Dans le cas de sarcome du deltoïde rapporté par Guitton, Pillet a conclu à la « transformation *in situ* des fibres musculaires, en néo-capillaires, contribuant à accroître le néoplasme ».

---

[1] Rindfleisch, *Hist. path.*, traduction Gross et Schmitt, 1888.
[2] Schaeffer, *Arch. f. path. Anat. und Phys.*, Band CX, Heft 3, 1888.

Enfin, Montané, dans l'observation récente que nous avons citée se résume ainsi :

« 1° Le faisceau primitif est résorbé par l'action dissolvante des éléments issus de la multiplication de son protoplasma de constitution ;

« 2° Ces éléments concourent à la formation du néoplasme ;

« 3° L'expression anatomique de cette déchéance s'exprime par une véritable dissociation de la substance musculaire. »

Nous n'essayerons pas de concilier ces opinions souvent contradictoires, il paraît d'ailleurs évident que les choses se passent différemment dans les divers néoplasmes. Il est néanmoins un certain nombre de faits importants qui se dégagent avec certitude des travaux de nos devanciers et de notre observation :

La fibre musculaire, si elle est passive dans certains néoplasmes, réagit fréquemment par une prolifération nucléaire, qui s'est montrée très active dans notre tumeur. Cela prouve que ses éléments, même hautement différenciés, peuvent récupérer certaines propriétés « embryonnaires [1] » en dehors de tout processus inflammatoire.

S'il ne nous paraît pas positivement démontré que les cellules de provenance musculaire peuvent continuer à se multiplier après être devenues libres en donnant des cel-

---

[1] C'est à dessein que dans ce travail nous avons mis entre guillemets cette expression consacrée par l'usage, mais appliquée souvent à tort et à travers. Pour M. le professeur Renaut, « retour à l'état embryonnaire » signifie : retour à l'activité nutritive individuelle et de pure signification cellulaire, avec perte momentanée de l'activité fonctionnelle spécialisée.

lules filles néoplasiques, ce fait ne nous paraît pas impossible. Nos constatations montrent en tout cas que tous les éléments de notre tumeur n'ont pas la même origine, puisqu'ils peuvent provenir des éléments circulants du sang, des cellules fixes du tissu fibreux, des cellules issues de la fibre musculaire. Ces faits vont directement et puissamment à l'encontre de la théorie de la spécificité cellulaire appliquée aux tumeurs.

Quant à la substance contractile, produit d'élaboration du protoplasma musculaire, elle disparaît sous l'action de ce même protoplasma.

CONCLUSIONS

I. Les diverses variétés de néoplasmes du type conjonctif (sarcome, myxome, lipome, fibrome et leurs com-
binaisons), peuvent se développer primitivement dans les
muscles striés.

II. Le *fibrome pur*, tour à tour admis et nié par les
auteurs, doit être considéré comme rare, mais comme
existant réellement.

A. — Au point de vue de leur *siège* on doit distinguer
deux variétés de fibromes :

a) Les fibromes développés aux dépens des tendons,
des aponévroses et de leurs expansions ; ces tumeurs se
développent en écartant le tissu musculaire (exemple :
fibrome de la paroi abdominale).

b) Les fibromes développés dans l'intérieur même des
faisceaux musculaires ; ces tumeurs dissocient le tissu

musculaire. Nos recherches ne nous ont pas permis d'en trouver d'autres cas que celui que nous avons recueilli.

B. — Au point de vue de leur *type histologique* et de leur *évolution clinique*, deux choses ayant des rapports étroits et précis, on doit distinguer :

a) Des fibromes à évolution lente, bénins, presque toujours d'origine tendineuse ou aponévrotique, caractérisés au microscope par l'absence ou la rareté des cellules conjonctives jeunes.

b) Des fibromes à évolution plus ou moins rapide, dont le siège peut être variable, caractérisés au microscope par la présence de cellules conjonctives jeunes, plus abondantes en certains points qui sont les *points d'accroissement de la tumeur*. Ces tumeurs ont été confondues jusqu'à présent avec les fibro-sarcomes. Ce sont des fibromes, parce que l'évolution des cellules jeunes aboutit en fin de compte au tissu fibreux.

La rapidité d'évolution de ces fibromes est proportionnelle à leur richesse en cellules jeunes.

III. La nouvelle forme de tumeur musculaire que nous avons décrite doit être appelée : *fibrome primitif du tissu musculaire strié, à forme dissociante et à évolution maligne.*

IV. Le tissu musculaire envahi par une tumeur primitive ou secondaire ne se comporte pas toujours *passivement*, comme pourrait le faire supposer la théorie spécifique du développement des néoplasmes. Très souvent au contraire, la fibre musculaire réagit par une *prolifération nucléaire active.*

L'évolution ultérieure des noyaux musculaires néofor-
més a donné lieu à deux opinions :

a) Pour les uns, les noyaux musculaires prennent une
part active à la néoformation, ils constituent des cellules
néoplasiques capables d'un développement ultérieur néoplasique.

b) Pour les autres, ils disparaissent comme la substance
contractile.

Il est certain que les fibres musculaires ne se com-
portent pas de la même façon dans toutes les tumeurs.

Dans notre cas, les noyaux musculaires proliférés s'entourent chacun d'une partie du protoplasma de la fibre
et deviennent libres au sein du néoplasme, où ils ne disparaissent pas. Peuvent-ils, une fois libres, proliférer dans
le sens néoplasique ? C'est une question que nous ne pouvons pas trancher : elle est sur la limite des faits et de la
théorie.

EXPLICATION DES PLANCHES

Les planches qui accompagnent ce travail ont été lithogra-
phiées d'après des dessins originaux dus au talent de
M. Goujet.

Fig. I. — *Tumeur primitive.* — Liq. de Muller. — Gomme et
alcool. — Carmin aluné.

Coupe transversale (perpendiculaire à la direction du
muscle).

Verick. Obj. 00 Oc. 1.

Travées fibreuses dissociant le tissu musculaire dont on
voit les fibres entièrement isolées les unes des autres et grou-
pées en faisceaux d'ordre croissant. Dans les travées fibreuses,
quelques traînées de noyaux appartenant à des cellules
« embryonnaires ».

Fig. II. — *Tumeur primitive.* — Coupe transversale. Glycérine
hématoxylique éosinée. Conserv. dans la glycérine.

Reichert. Obj. 5. Oc. I.

Les faisceaux fibreux sont disposés concentriquement autour
des fibres musculaires. Pas de « cellules embryonnaires ».

f.l. Faisceau conjonctif parallèle à la direction des fibres
musculaires et coupé en travers.

n.i. Fibres musculaires contenant des noyaux intérieurs.

Fig. 3. — *Même préparation.* — Vue à un plus fort grossissement.

Vérick. Obj. 7. Oc. 1.

Le sarcolemme de la fibre musculaire est épaissi et se voit
grâce à son double contour. Autour de chaque fibre, existe
un espace annulaire, clair, renfermant des fibrilles conjonctives fines, longitudinales et concentriques.

Outre les noyaux marginaux (sous le sarcolemme), il existe
quatre noyaux intérieurs.

Fig. 4. — *Tumeur primitive.* — Coupe longitudinale. Glycérine
hématoxylique éosinée. Conserv. dans la glycérine.

Fibre musculaire vue suivant sa longueur, très diminuée de largeur. Striation très bien conservée. Cette fibre est entourée concentriquement de faisceaux fibreux très denses qui apparaissent ici en coupe transversale, avec leur réseau de cellules fixes.

c Cellules volumineuses chargées d'une matière brillante homogène, fixant avec avidité l'éosine et paraissant résulter de la désagrégation de la substance musculaire.

Fig. 5. — *Même préparation.*

Leitz. Obj. 1/12 immersion hom. Oc. 3, tub. 160mm.

Fibre musculaire dont les cylindres primitifs, écartés naturellement les uns des autres, sont en voie de fragmentation et de disparition.

a. Lambeau de sarcolemme auquel adhèrent une mince couche de protoplasma granuleux et quelques noyaux musculaires. Les lignes de points très fines et parallèles sont constituées par les disques minces de la striation, disques minces formant, comme on le sait, la charpente de la substance contractile. Les grosses granulations paraissent être des disques épais en voie de disparition. Le protoplasma de la fibre musculaire se segmente en cellules distinctes, ayant chacune un noyau ; ces cellules, nullement dégénérées, contribuent à former le stroma fibreux néoplasique ; elles dégénèrent la substance contractile du muscle.

A gauche du faisceau de cylindres primitifs, on voit du tissu fibreux.

b. Gaine sarcolemmique renfermant le protoplasma musculaire et les cylindres primitifs.

Fig. 6. — *Récidive.* — Coupe transversale. Glycérine hématoxylique éosinée.

Cette coupe montre le tissu de la tumeur constituée par des faisceaux conjonctifs serrés tendiniformes, et un réseau de cellules fixes anastomosées.

Fig. 7. — Un autre point de la même préparation.

Faisceaux fibreux ou en long.

Reichert. Obj. 6. Oc. 3.

TABLE

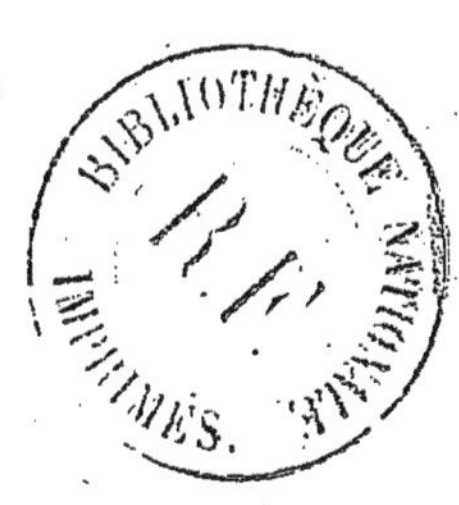

9 782014 039511

§ III.

Il y a plusieurs genres de population dans nos possessions africaines : la population maure, qui s'est bien vite retirée devant l'invasion ; les Arabes nomades, nos ennemis les plus dangereux et les plus opiniâtres ; les Arabes cultivateurs, que leurs intérêts rapprochent de notre pouvoir, et dont la soumission sera facile ; — enfin, la colonie, proprement dite, formée par les nouveaux arrivants. Ce simple examen fait comprendre de suite que les relations pacifiques et le mélange des populations devaient s'opérer d'abord vis-à-vis des Maures, puis des cultivateurs ; la guerre pouvant se continuer longtemps encore avec les Nomades. Mais nous le demandons à tous les gens de bonne foi ; en conscience, est-ce avec les singuliers colons que nous avons vu se transporter, à la suite de la conquête, que l'on peut espérer voir les Maures et les Kabyles établir de nombreuses et amicales relations : il faut de la loyauté dans les rapports, une certaine conformité d'existence, des besoins identiques, de fréquentes occasions de se voir et de se connaître. Évidemment, jusqu'à ce jour, la colonisation n'a présenté aucune de ces conditions. Allons plus loin, et convenons que le tableau singulier des mœurs extra-libres, introduites dans nos possessions par le singulier mélange de leurs habitants, a pu froisser trop vivement ces peuples, et les disposer très-mal à des sentiments bienveillants. Les Maures qui habitent la plaine vivent fort retirés ; leurs femmes sortent rarement, et cependant quand nos officiers les rencontrent par hasard, ils leur adressent des propos fort galants, sans doute, mais suspects évidemment à leurs époux ; ceci n'est point capable d'établir la confiance. Si au contraire le Français se montre respectueux et réservé le Maure lui en témoigne avec vivacité sa joie et sa reconnaissance. D'où l'on peut conclure que du moment où la civilisation se fait voir sous des allures un peu trop débraillées, la barbarie se cadenasse dans son intérieur et ferme sa porte à des rapports qu'elle considère comme dangereux. Amenez donc après cela une fusion de toutes ces coutumes.

Alors il faudra choisir de petits saints pour coloniser ? voilà la sotte réplique que l'on ne manquera pas de nous adresser. — Nous ne demandons pas tant ; nous désirons seulement que chacun des individus employés à une œuvre en connaisse le but, et agisse conformement à ce but ; qu'il y ait une solidarité commune, une idée d'organisation , un principe général qui serve de guide. Les disciples de Guillaume Peenn ont obtenu de merveilleux résultats ; c'est qu'ils obéissaient à un principe. Les jésuites du Paragay nous offrent un exemple également convaincant. Enfin, les établissements même qui sont en Afrique dans l'état le plus prospère , sont les établissements religieux ou ceux fondés au nom d'un principe.

Nous l'avons dit , la guerre peut exister longtemps encore avec les nomades , examinons ses motifs et ses périls. Le nomade est d'un caractère farouche et sanguinaire, il a peu de relations extérieures ; il a toujours vécu en dehors de la société , adversaire des turcs comme des français ; mobile et fanatique , ses haines et ses amitiés sont subites , aujourd'hui votre allié , demain votre ennemi , il se venge lâchement ; la cupidité le pousse dans les batailles plutôt que le courage ; le droit des gens ne le touche guère , il ne comprend point nos sentiments généreux ; la crainte et la peur ont seuls accès sur son âme. En venant solliciter l'aman il médite une trahison. Nous avons entendu un mot qui peint très-bien ces gens là : si trois français rencontrent deux arabes , ces derniers sont souples et obséquieux. — Si trois arabes rencontrent un français, ils le tuent.

Avec de tels voisins , la méfiance est constamment nécessaire ; vous aurez beau refouler les populations, elles pourront revenir ; les soumettre , elles se révolteront ; les effrayer par d'affreuses représailles , l'effroi cessera au bout d'un certain temps , et tout sera remis en question. On a bien inventé un moyen depuis quelques années , c'est celui de détruire les rebelles en passant au fil de l'épée toute la population d'une tribu , en massacrant sans combat , de sang-froid, des femmes, des enfants , des vieillards. Mais ce procédé répugne aux cœurs de tous les honnêtes gens. Ce n'est pas ainsi que les francais font la guerre : propos de petite maîtresse ou de paisible bourgeois — dira-t-on — quand on se voit trompé , trahi, quand on a affaire à un ennemi sans pitié, il faut imiter sa cruauté , être sans pitié comme lui , et le soldat qui se voit mille fois menacé, qui a vu tomber son ami à ses côtés, ne se met point en frais de sentiment, il tue par rage, par vengeance, par désespoir.

Oui , nous admettons cela pour les arabes ; mais nous ne l'admettons point pour des français. A quoi vous serviraient votre civilisation , votre instruction , vos connaissances? A descendre au rôle du barbare. Du reste, ce système de représailles réciproques, de sang pour sang , en créant autour de vous de sombres vengeances , vous pousse à ce dilemne effrayant : ou massacrer toute une population , ou entretenir une lutte sans fin avec les malheureux échappés aux massacres. La conquête n'a-t-elle donc pas d'autre but? Est-ce toujours la situation des espagnols vis-à-vis des indiens, la superposition d'un peuple à un peuple?

Nous doutons qne l'on ose répondre affirmativement. Il y a de ces choses que l'on n'ose pas avouer tout haut. On suit un système, et l'on est prêt à désavouer ce système : c'est qu'alors il n'est pas bon et qu'il répugne au bon sens public.

Quoiqu'on en dise, l'expédition des grottes du Dahra est une tâche à notre nom. Elle n'est malheureusement pas la seule; nous connaissons des épisodes aussi tristes. Ainsi un général, chargé de châtier une tribu qui s'était également réfugiée dans des grottes , imagina de clore soigneusement les ouvertures de la caverne, puis il détourna le cours supérieur d'un ruisseau et amena les eaux dans le refuge, en leur creusant un passage à travers la voûte même de la grotte : la tribu périt tout entière, noyée par cette submersion. C'est horrible à penser ; il y avait là des êtres faibles et innocents ; pourtant, aucune réflexion ne put retenir le chef, et la terrible exécution s'acheva. Citerons-nous encore un autre fait, l'incendie des tentes d'une tribu : 800 personnes tuées en cherchant à échapper à l'élément destructeur ! Notre plume s'arrête devant ces épouvantables récits. Malgré toutes les nécessités de la guerre, nous le répéterons ici , nos soldats ne sont point des bourreaux.

Vous voulez vous débarrasser d'ennemis déloyaux , vous voulez effrayer les traîtres, et vous vous créez des ennemis plus irréconciliables, plus acharnés que jamais. En leur donnant le courage du désespoir, vous leur montrez que tous les moyens sont bons; et vous voulez qu'ils vous donnent l'exemple de la douceur ! La peur les fera céder un moment, mais ce ne sera que par dissimulation , par hypocrisie : dès qu'ils ne seront plus en présence de vos troupes, leur fureur se réveillera; à leur tour ils tueront vos colons , et la guerre renaîtra.

Alors il faudra donc exterminer toute l'ancienne population, et le procédé est violent , ou éterniser la lutte, sans songer de longtemps à coloniser. Dans ce cas , l'entreprise est onéreuse et vaine. Voilà pourtant les résultats que 17 années de travaux ont produits. Vous n'avez point fait avancer d'un seul pas la question ; vous n'avez tiré aucun enseignement de l'expérience, aucun principe de vos observations. Était-ce donc si difficile?

§ IV.

Nous croyons avoir fait comprendre qu'à notre époque, la conquête ne devait être que l'un des moyens employés pour arriver à un but plus noble. Nous en avons déterminé les termes ; les avantages qui doivent compenser les premiers sacrifices et ceux plus grands que le peuple colonisateur doit retirer de ses efforts composent le deuxième aspect de la tâche à accomplir. Ces deux formes d'un même principe ne peuvent se séparer et constituent l'unité même de l'œuvre, œuvre qui sans cela ne serait plus complète. Il est bien arrivé parfois à quelques peuples de jeter sur des plages étrangères le surplus de leur population et de se débarrasser ainsi d'un fardeau trop lourd pour quelques gouvernements; ainsi l'Angleterre soutient ses guerres de l'Inde avec des régiments d'Irlandais ; mais l'histoire est là pour nous dire quelles ont été les conséquences de cette odieuse politique. La France ne peut agir ainsi ; car l'opinion publique, dans notre patrie, ferait promptement justice d'une aussi coupable conduite ; nous n'avons donc point à nous occuper de cette question subsidiaire, mais seulement à aborder la solution principale.

La première des industries qui doit trouver place sur les terres de la conquête, c'est l'agriculture. Les deux éléments de la production étant les bras et les capitaux, il faut donc les y attirer dans des conditions favorables à leur action ; les principales à offrir sont 1° les conditions de sécurité ; 2° des conditions hygiéniques telles que nos compatriotes puissent s'acclimater rapidement et facilement.

Les conditions de sécurité sont de plusieurs sortes : celles relatives à la guerre avec les indigènes; celles relatives à la sûreté des placements financiers, celles enfin relatives au bien-être et à la récompense des travailleurs.

Les conditions hygiéniques, différentes par rapport aux contrées, se résument toutes à peu près dans le mode d'exploitation et dans le bien-être offert aux exploitants. Il ne faut point confondre ici le commerce avec l'industrie ; l'une produit, l'autre ne fait qu'échanger. L'échange profite des besoins du vendeur comme de ceux de l'acheteur, il ne perçoit son bénéfice que sur les gains que devraient retirer réellement les deux contractants entre lesquels il sert d'intermédiaire ; si l'échange est facile le bénéfice diminue ; est-il entouré d'obstacles, il augmente dans une proportion double et même triple. Aussi une colonie qui ne suffit point à ses besoins , se ruine bientôt , puisqu'en réalité son numéraire s'exporte et que le gain de l'échange se réunit , en définitive, entre quelques mains.

Les exploitations agricoles ne sont point non plus soumises aux mêmes fluctuations que le commerce, surtout si elles sont convenablement dirigées ; les chances, au contraire, de l'échange sont si grandes, qu'à ce jeu quelques-uns seuls sont favorisés et d'autres sont bientôt dépouillés. Telle est une des causes de la rareté des finances , de la cherté de l'escompte et du peu de confiance accordé par les capitalistes aux opérations de notre colonie.

Envoyez donc maintenant des colons en Afrique , avec de maigres épargnes, en leur accordant des concessions. Livrés à leurs propres ressources , contraints, en attendant la récolte , de faire tous leurs achats sur les lieux et par conséquent de payer des prix énormes les choses les plus strictement nécessaires , ces malheureux seront bientôt réduits à la plus grande misère ; en proie à toutes les privations, ils ne pourront s'acclimater ni même cultiver la parcelle concédée , et , faute de remplir leurs engagements, ils seront forcés de rendre à l'état sa concession et de revenir en France plus pauvres ; bienheureux encore quand la mort ne sera point venue , sur la terre étrangère, leur faire expier un moment d'illusions !

Mais faites plus encore ; bâtissez des villages à ceux que vous appelez ! distribuez-leur les premiers éléments de leur exploitation ! Eh mon Dieu ! ils ne seront guère plus avancés ; car , réduits au morcellement, isolés les uns des autres par leurs intérêts réciproques, ils ne pourront ni cultiver convenablement, ni défrîcher , ni produire en raison même de leurs besoins. J'admets encore qu'ils réussissent ; entretiendrez-vous des garnisons dans chaque village ? Si vous ne le faites pas , qui protègera les champs, les maisons, les familles aux premiers soulèvements.

Ce qui a fait la prospérité de notre pays , ce qui l'a retiré de la barbarie , c'est la création de la commune. Sur toutes les terres nouvelles où vous voudrez fonder , établissez donc la commune ; mais établissez la commune dans les conditions qui puissent lui donner une puissance réelle.

Nous l'avons dit , l'isolement est la cause de notre faiblesse ;

il faut donc donner une force nouvelle à notre commune par l'association (1), mais l'association conçue d'après des bases

(1) Le mot d'*Association* est souvent employé; il en est peu de plus mal défini, de plus mal compris. On l'applique à une foule de faits qui ne sont nullement des faits d'association. Il faut donc distinguer celle qui est vraie de celle qui est fausse. La première, qui *seule* mérite son nom, se caractérise : 1° *par l'unité d'effort, d'action et de but entre tous les associés;* 2° *par leur libre concours ;* 3° *par une juste participation de chacun au produit créé par tous.* Elle réalise la convergence des intérêts, l'accord de l'intérêt privé avec l'intérêt général, en d'autres termes, l'*unité de l'homme avec ses semblables.* La formule de ces rapports harmoniques, dans l'industrie, se traduit par ces mots : *association du capital, du travail et du talent.* Un caractère non moins *essentiel* de la véritable association, c'est qu'elle s'applique à des *éléments divers;* sans cela elle ne serait point harmonique, elle ne serait ni vraie, ni bonne. Si, en effet, elle réunissait des éléments identiques, elle ne serait autre chose qu'une addition, ou la conversion d'une petite chose en une plus grande. Ainsi, deux capitalistes qui réunissent leurs capitaux s'unissent, mais ne s'associent pas, puisqu'ils ajoutent un capital à un autre capital, une unité à une autre unité de même nature ; cette opération n'est qu'une addition. L'élément travail où l'ouvrier, en se réunissant à un autre ouvrier, n'opère pas davantage une véritable association, et, dans les cas très-communs où ces additions produisent une masse puissante, le capital ou le travail lui-même peut devenir oppressif ou tyrannique vis-à-vis des autres agents ou éléments producteurs; il y a alors ce qu'on appelle *coalition,* soit des ouvriers ou du travail contre le capital, soit des capitalistes ou du capital contre le travail. Ce nom de coalition s'applique avec autant de vérité aux capitalistes qu'aux ouvriers, suivant les cas.

Ce qu'on observe en musique fera encore mieux comprendre ce que nous venons de dire. Obtiendrait-on l'harmonie, si tous les instruments d'un orchestre faisaient en même temps la même note? Non, il n'y aurait qu'*unisson* : c'est-à-dire une somme de sons identiques par le ton. De même encore, si, dans un orchestre, on augmentait démesurément le nombre de certains instruments comme les contre-basses ou les trombonnes, que deviendrait le son d'un seul violon ou d'une seule flûte? Il serait masqué, écrasé, annulé par le son trop fort, trop puissant des autres instruments devenus trop nombreux. Ces deux modes d'association seraient vicieux dans la musique, ils ne le sont pas moins dans la société actuelle où l'on en trouve mille exemples plus ou moins variés. Qui dit association ne dit donc pas identification, ni absorption, mais rapprochement, combinaison de plusieurs éléments dans des rapports tels que chacun d'eux remplisse sa fonction, joue son rôle, *fasse sa partie,* comme on dit en musique, et ne cède, par moments, une portion de son individualité que pour la recouvrer plus entière, dans un autre instant, et l'exercer avec plus de puissance.

Le Dr F. BARRIER,

Chirurgien en chef désigné de l'Hôtel-Dieu, de Lyon.

(Travail lu à la Société médicale d'Emulation.)

telles qu'elle relie tous les habitants par une solidarité universelle, sans nuire à leur indépendance.

Tel est le terme du problême : dans l'association, nos colons puiseront d'importantes ressources comme économies, comme exploitations, car elle réunit tous les avantages de la grande culture à ceux que l'on peut espérer de la culture morcelée ; ils trouveront, dans leur union même, les moyens de résister aux efforts de nos infatigables ennemis. L'association fait plus encore : en rendant chacun solidaire, en démontrant clairement un but identique poursuivi également par tous, en distribuant la part d'action de l'individu dans l'œuvre commune, elle a cet immense avantage de moraliser et par là même d'amener la fusion si désirable de la population indigène. Bientôt les barbares, à la vue de ces bienfaits nouveaux, se soumettront librement ; l'exception seule fuira désespérée vers le désert.

La nécessité d'appeler sur les lieux de production les capitaux et les bras est identique. On répète, nous le savons, que le travailleur suivra toujours celui qui l'emploie et qui le paie, mais ceux qui préconisent un semblable principe oublient qu'en prononçant ces paroles ils créent une espèce de pouvoir exclusivement financier, qui se transformerait bientôt en une féodalité nouvelle et dangereuse, auquel serait soumis l'ouvrier. Nous n'entrerons point dans le détail des funestes conséquences politiques qu'entraînerait un pareil ordre de choses ; mais il est certain que, quant à la colonisation, ces résultats seraient plus funestes encore. En effet, le travailleur qui arrive sur le terrain de l'exploitation, a plusieurs genres de fatigues et de périls à redouter. L'acclimatement sera long, difficile, douloureux peut-être ; on ne change pas impunément de pays et d'habitudes ; il lui faudra supporter les ardentes chaleurs du jour, les froides rosées de la nuit ; il lui faudra abandonner des horizons connus, des amis, pour se retrouver au milieu d'étrangers et de barbares, dans une contrée qui n'a d'analogie avec aucune partie de notre France ; il lui faudra se priver de ces distractions, de ces mille petites jouissances qui lui rendaient chère la chaumière même, ou la mansarde qu'il habitait ; il faudra qu'il apprenne à se défendre d'animaux féroces, d'insectes ou de reptiles dangereux. C'est une lutte de tous les instants qu'il commence, et, dans cette lutte, il peut y perdre la vie ou la santé. Dans le cas de guerre, sa situation est plus terrible encore ; car, après une journée de fatigues, il lui faudra peut-être se relever pour combattre pendant la nuit, se défendre d'attaques imprévues, et quelquefois voir, malgré ses efforts, ses moissons incendiées, ses troupeaux dispersés ou emmenés. Et croit-on que l'ouvrier, pour un salaire quelconque, abandonnera sa patrie afin d'aller tenter un semblable genre d'existence? Croit-on qu'il prendra tant de soins, qu'il aura tout le courage nécessaire, lui qui n'est pas soldat, qui a une famille dont il est l'unique espérance, pour défendre la propriété d'autrui, le bien du capitaliste lorsque celui-ci retirera seul les bénéfices, lui laissera toutes les peines et les dangers et recevra, tranquillement assis dans son château de France, les sommes que les sueurs du prolétaire lui auront gagnées en Afrique? Non; le croire serait folie, et c'est par ces motifs que le système des grandes concessions accordées à quelques particuliers ne produit aucun résultat avantageux. Cela est tellement vrai, que déjà les grands propriétaires sont forcés de fractionner en fermes nombreuses les immenses terrains qu'ils ont obtenus du gouvernement.

Mais changez la forme; appelez les capitaux par des concessions aux conditions d'associer le travailleur dans le bénéfice de l'exploitation, de manière à ce que la valeur primitive du terrain, augmentée de sa plus value, soit divisée en actions rachetables au pair par les résultats du gain de l'ouvrier, et alors celui-ci, certain de devenir propriétaire un jour et d'avoir une part proportionnelle et plus équitable dans la répartition des produits, affrontera tous les dangers, supportera toutes les fatigues; car il sait que ce qu'il fera sera pour vous et pour lui. Le capitaliste trouvera, du reste, de grands avantages à cette manière d'opérer, puisque la plus value augmentant par les efforts plus grands de l'exploiteur, le premier aura toujours une portion qu'il n'aurait pas eue si ces efforts avaient été moindres, si le travail s'était accompli dans les conditions ordinaires. Votre terrain est disposé pour recevoir un village, cinq ou six cents familles, plus même; faudra-t-il faire les frais de cinq ou six cents habitations et ménages? Non, si vous associez relativement vos familles dans une exploitation unitaire. Une seule maison, convenablement disposée, recevra tous vos colons; un restaurant unique donnera une nourriture appropriée aux goûts et aux ressources de chaque particulier; nous n'insisterons pas sur ces détails. Là déjà il y a d'immenses économies à faire. Quant à la difficulté de réalisation, elle n'est pas plus grande que pour des associations analogues créées déjà dans plusieurs départements. La fabrication des fromages de Gruyère, dont s'occupent le Jura , une partie de la Bresse et du Bugey , n'a pas d'autre principe et ne s'accomplit pas autrement.

Que de capitaux il faudrait ? Moins qu'on ne le pense. Pourquoi, par exemple, appeler de suite cinq ou six cents familles? Construisez pour un nombre inférieur de manière à pouvoir facilement agrandir votre bâtiment , et expédiez la cinquième partie de votre population ; celle-là commencera à préparer l'exploitation, et dès que les produits auront augmenté de manière à pouvoir suffire doublement à tous les besoins , appelez la deuxième fraction , ainsi de suite. Les nouveaux arrivants trouveront leurs demeures préparées, auront le temps de s'acclimater et prépareront les voies à la troisième partie.

Votre bâtiment étant unique , entourez-le de murailles et de fossés , construisez autour quelques fortifications peu considérables, mais capables de résister à un coup de main ; réunissez ainsi toutes les conditions nécessaires de sécurité et d'hygiène. Placez à la tête de ces exploitations une direction éclairée et intelligente, réservez-vous les moyens de récompenser le talent et le dévouement, et, au bout de quelques années , l'Afrique produira de manière à venir en aide à la mèrepatrie, elle saura se défendre de toutes les attaques , elle ne sera plus une éternelle cause de sacrifices, elle deviendra enfin l'*ager publicus* où le prolétaire pourra trouver la réalisation de ce vœu que les esprits forts appellent aujourd'hui une utopie , c'est-à-dire du *droit au travail*.

C'est surtout au point de vue de la moralité que ce genre d'exploitation aura d'immenses avantages. Sans cesse placés vis-à-vis les uns des autres , les rapports de tous les jours dans les mêmes conditions , le concours des intérêts de chacun dans l'intérêt général, l'unité de but , une activité sage et développée d'après les vocations spéciales , donneront une vie nouvelle à tous ces hommes dont la société actuelle a fait des parias. On ne peut prévoir quelles transformations s'opèreront sous l'influence de ce nouveau milieu social. Un fait bien caractéristique plaide en notre faveur : on doit se rappeler que les villes de l'Amérique méridionale , placées aux limites qui séparent la civilisation de la sauvagerie, sont celles où la probité est la plus grande ; et pourtant ces villes ont été fondées par des associations de malfaiteurs arrachés aux présides.

Coloniser par des soldats congédiés , avec l'aide du gouvernement, coûterait des sommes énormes, ne remédierait à aucun des inconvénients que nous avons signalés et aurait , de plus , le désavantage de créer une sorte de jannissariat ; concéder aux particuliers isolés ou à quelques grands capitalistes, ne résoud pas le problême ; exploiter au moyen des corporations religieuses, ne peut être qu'un fait d'exception ; livrer au caprice de la volonté individuelle une tâche pareille, est une erreur profonde. Tels sont pourtant presque tous les moyens employés jusqu'à ce moment. Suivre notre plan, c'est donner à une association puissante des terrains improductifs qui bientôt acquéreront une grande valeur foncière ; c'est fournir à la colonie les moyens de résister aux attaques, en cas de guerre, et ceux de se mélanger à la population indigène, dans le cas de paix ; c'est donner à nos prolétaires manquant de travail la facilité de trouver une existence laborieuse qui les conduit à leur émancipation ; c'est, enfin, soustraire la France à des charges onéreuses, en lui donnant un vaste et fécond territoire, une source de prospérité et de richesses.

Nous n'avons pu indiquer d'autres améliorations qui devraient accompagner l'adoption de ce système, par exemple, les créations de banques de crédit agricole, la substitution de l'administration civile à l'administration militaire, l'encouragement à accorder à la marine marchande qui s'établirait dans la colonie même, aux établissements de pêche, aux industries secondaires, aux mines, aux défrichements, etc. La question est immense ; nous n'avons voulu qu'en poser les prémisses, laissant à d'autres le soin de l'examiner en détail.

Nous avons voulu déterminer le but que doit se proposer le peuple conquérant, les conditions de la colonisation et le moyen de réunir ces conditions ; nous avons cherché à extraire des faits quelques principes propres à servir de *criterium* pour juger les systèmes proposées. Plaise à Dieu que nos efforts aient pour résultats de fixer l'attention des hommes sérieux, nous serons largement récompensé de nos peines.

Appendice.

—

L'Union Agricole d'Afrique, fondée par des personnes sympathiques aux idées phalantériennes, vient d'établir, dans la plaine du Sig une ferme qui réalise en partie le plan que nous avons formulé. Nous disons en partie, car nous faisons une grande différence entre un système adopté et suivi par un gouvernement et une épreuve tentée avec les seules ressources de quelques particuliers ; ceux-ci ne peuvent s'appuyer sur des bases assez larges, assez fécondes, pour donner à leur entreprise tous les résultats qu'elle pourrait avoir. Nous ne contestons pas ici la bonne volonté des fondateurs de l'*Union* ; mais il est évident qu'ils ont dû se heurter à des obstacles qu'ils ne pouvaient que tourner pour arriver au but. Nous croyons, par exemple, que la valeur attribuée au terrain concédé, et dont les premiers actionnaires ont établi la réserve en leur faveur, constituerait un précédent fâcheux s'il était imité. Le terrain concédé à la société appartient, par ce fait même, à tous les sociétaires, à des titres différents il est vrai, mais identiques au fond ; seulement la propriété commune est cultivée indivise. Or, si le capitaliste usait du privilége de sa position pour se créer des conditions plus favorables dans l'association, il ne resterait plus qu'une exploitation ordinaire, aux bénéfices de laquelle seulement l'industriel ferait participer les ouvriers dans une proportion abandonnée à son arbitraire. Notre principe est plus démocratique ; nous voulons organiser la commune, il faut que cette organisation soumette à une loi générale, à des conditions analogues, le capital et le travail ; il faut laissier toute facilité au travailleur de devenir propriétaire et capitaliste ; alors cette distinction choquante entre une fraction qui possède et une fraction qui exploite au profit du possesseur disparaît complètement. Quand l'homme valide, qui n'a d'autres ressources que ses bras, demande un labeur pour nourrir sa famille et que ce labeur manque, faut-il dire avec Malthus : que sa place n'est point déterminée au banquet de la vie, et que son unique refuge est la mort. — Un tel axiôme, dans sa naïve cruauté, effraie à juste titre tous les cœurs généreux. Comment ! la France a des champs incultes, la France a des colonies, et l'ouvrage manque aux gens de bonne volonté ; l'ouvrage manque parce que le propriétaire foncier ne peut exploiter à des conditions assez favorables, parce que, s'il y a abondance de bras en certaines localités, ou pour de certaines industries, les bras manquent sur d'autres points, et que le salaire n'est pas en proportion des besoins les plus urgents de l'existence du salarié. Il y a évidemment ici un contre sens choquant, l'absence de toute organisation. Rien n'est plus simple que cette organisation cependant ; l'Algérie est là avec un immense territoire prêt à recevoir les premières applications du nouvel ordre, seulement il faut que l'idée soit appliquée dans tout le développement dont elle est susceptible, sous peine de rester éternellement à l'état de germe. Voilà les raisons qui nous portent à demander autre chose que la réalisation de fermes semblables à celle fondée par l'Union ; cependant nous pouvons nous appuyer sur le succès obtenu par la nouvelle société pour prédire ceux que l'on pourrait obtenir. En nous résumant, nous dirons :

1° Que le problème de la colonisation est entièrement renfermé dans le mode d'exploitation que l'on emploiera pour mettre en valeur les terrains encore improductifs de notre conquête.

2° Que ce mode d'exploitation nécessite la coopération égale du capital et du travail, et que, par conséquent, il faut faire à ces deux éléments de la production des conditions également favorables.

3° Que l'égalité de ces conditions entraîne nécessairement l'organisation de ces exploitations sur des bases nouvelles, essayées par quelques-uns, mais non encore réalisées d'une manière complète.

4° Que cette organisation s'appuie principalement sur l'élément démocratique, c'est-à-dire, le travail, et que, par conséquent, l'ordre qui doit amener la transformation successive du prolétariat doit-être implicitement renfermé dans cette organisation même.

5° Que, par conséquent, tout système qui n'atteindra pas ce double but, d'après les principes que nous venons d'exprimer, non-seulement ne résoudra pas la question, mais encore se détruira de lui même ; car il ne pourra suivre la marche incessante du progrès, progrès dont l'aspect de nos institutions indique de plus en plus l'urgence.

Chaque siècle en passant apporte dans les sociétés un mot d'ordre nouveau qui sert de bannière à l'humanité. Le 19e siècle semble avoir pris pour devise cet immense problème : émancipation. Tandis que la féodalité industrielle envahit tous les pouvoirs, le paupérisme ronge les populations et s'étend comme une lèpre hideuse sur tous les états de l'Europe. Les gouvernements placés entre cette double alternative, hésitent, luttent et voient surgir de tous côtés des obstacles nouveaux à côté des obstacles renversés. La voix du destin crie réformes et progrès ; les réformes et le progrès nous conduisent pas à pas à l'émancipation pacifique du prolétariat ; diriger ce mouvement par les routes les plus sûres, telle est donc la conduite imposée aux hommes que la Providence n'a placés à la tête des nations que pour accomplir ses vues secrètes. Nier, au contraire, ce mouvement, ce serait rejeter toutes les leçons de l'histoire, substituer à l'expérience des âges les lumières toujours faibles de la raison humaine, qui, sans précédents et sans but, s'égare et s'aveugle. — Les excès se touchent, la réaction devient aussi vive, aussi violente que la résistance a été plus longue et plus opiniâtre. — Qui donc se sentirait une épaule assez forte pour arrêter le torrent envahisseur des idées et du progrès intellectuel, quand ce progrès s'appuie sur le passé et détermine clairement le but de l'avenir. Il en est temps, ouvrons les yeux et adoptons ce drapeau de l'émancipation populaire ; adoptons-le, d'autant mieux que Dieu semble avoir placé notre patrie dans une situation exceptionnelle et merveilleusement favorable. L'Angleterre se débat péniblement sous le lourd fardeau de l'Irlande affamée. Les rois absolus du Nord voient leurs trônes minés sourdement par le flot des idées nouvelles. Seule, la France est encore assez jeune, assez forte, pour pouvoir, sans craintes de secousses funestes, entrer dans la voie ouverte à ses efforts. L'Algérie paraît être la terre destinée aux premiers essais et sur laquelle il sera facile de tenter des épreuves, sans s'exposer à des périls, sans avoir à redouter les conséquences des fautes de l'initiative. Bien plus, les procédés nouveaux semblent, après un examen attentif, devoir être les seuls capables de réaliser le problème de la colonisation, et l'insuccès des infructueuses expériences tentées jusqu'à ce jour, ne fait espérer le triomphe que dans les moyens réclamés à la fois par les besoins du pays et la voix du progrès. De semblables faits ne nous apprendront-ils rien ? Resterons-nous toujours aveugles devant de pareils exemples. C'est aux hommes de sens et de cœur que nous en appelons ; c'est l'opinion publique que nous prenons pour juge.

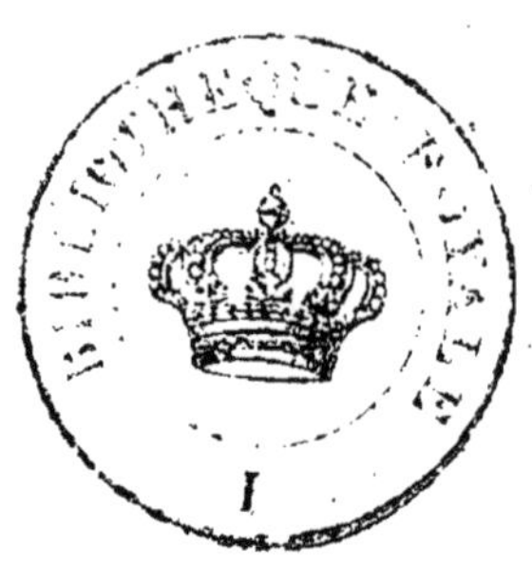

Brest, Imprim. de J.-B. LEFOURNIER aîné, rue Royale, 86.

www.ingramcontent.com/pod-product-compliance
Ingram Content Group UK Ltd.
Pitfield, Milton Keynes, MK11 3LW, UK
UKHW021043120726
13693UKWH00005B/2395